LE CHIEN.

Considérations générales — Races — Croisements — Éducation —
Emplois utiles — Maladies — Traitements,

suivi

DE LA NOUVELLE LOI SUR L'IMPOT ET DE LA LÉGISLATION SUR
LA CHASSE ;

PAR CHARLES DUBOURDIEU,

Médecin-vétérinaire , membre de la Société des sciences physiques et naturelles
de Bordeaux , membre correspondant de la Société de médecine
de la Nouvelle-Orléans,
Membre de la Société universelle de Landres pour l'encouragement des sciences , des
arts et de l'industrie.

Qui aime son cheval,
On est aimé de son chien.

TOME PREMIER.

EN VENTE CHEZ LES PRINCIPAUX LIBRAIRES DE FRANCE.

BORDEAUX,

Imprimerie Centrale DE LANEFRANQUE , rue Montmejean , n. 36.

1859.

LE CHIEN

LE CHIEN.

CONSIDÉRATIONS GÉNÉRALES, — RACES, — CROISEMENTS, — ÉDUCATION,
— EMPLOIS UTILES, — MALADIES, — TRAITEMENTS,

suivi

DE LA NOUVELLE LOI SUR L'IMPOT ET DE LA LÉGISLATION SUR
LA CHASSE

PAR CHARLES DUBOURDIEU,

Médecin-vétérinaire, membre de la Société des sciences physiques et naturelles
de Bordeaux, membre correspondant de la Société de médecine
de la Nouvelle-Orléans,
Membre de la Société universelle de Londres pour l'encouragement des sciences, des
arts et de l'industrie.

On aime son cheval,
On est aimé de son chien.

TOME PREMIER.

Deuxième édition.

BORDEAUX.

Imprimerie Centrale DE LANEFRANQUE, rue Montméjean, n. 46.
1855.

Bordeaux, 1er novembre 1855.

A Monsieur

Le Baron Joseph de Carayon-Latour.

Hommage respectueux de l'auteur.

Charles Dubourdieu,

médecin-vétérinaire.

Rue Huguerie, 34

PRÉFACE.

Les meilleurs traités de Pathologie canine ont tous été traduits de l'anglais, et dans les ouvrages publiés en France, on s'était plus occupé de chasses et de la manière de dresser les chiens, que l'on ne s'était occupé de leurs maladies.

Le chien, par la conformation anatomique de ses organes digestifs, se rapproche de l'homme, de même qu'il s'en rapproche par les habitudes; ses maladies diffèrent de beaucoup de celles des autres animaux domestiques, et il faut en faire une étude spéciale trop souvent négligée.

Depuis plusieurs années, nous nous sommes livré à cette étude, et les cas nombreux de guérisons obtenus sur les sujets que nous avons traités, soit dans notre infirmerie, soit chez leurs maîtres, nous ont prouvé l'excellence de notre méthode.

Loin de nous la pensée de croire nos idées entièrement neuves; il y a longtemps que l'on a dit : « *Ce qu'il y a de plus neuf, c'est le vieux.* » Mais à côté de remèdes déjà connus, nous indiquerons des remèdes qui nous sont particuliers; à côté d'anciennes observations, nous en ferons de nouvelles.

Chaque fois que la vérité nous a paru évidente en théorie, bonne ou pratique, nous n'avons pas hésité à la reproduire sans commentaires; lorsque les avis ont été partagés, nous les avons discutés et jugés au point de vue de notre raison. C'est ainsi qu'avec Buffon et contrairement à quelques auteurs de la *Zoologie Britannique* et à M. Delabère-Blaine, nous avons pris le chien de la race dite *chien de berger*, pour souche des autres races. Le lecteur pèsera nos raisons.

Nos conseils sur le dressage des chiens sont suffisants pour les chasseurs : nous les devons à l'expérience de quelques amis, et ils sont, au reste, conformes à ce qu'indiquent les longs articles des ouvrages spéciaux.

Au milieu des anecdotes, des récits et des détails historiques, nous n'avons pas perdu de vue que notre but principal était de compléter les documents superficiels jetés accessoirement sur les maladies du chien, dans les rares ouvrages de vénerie, ouvrages d'un prix élevé, qui ne sont connus que des gens ayant des équipages de grandes chasses ou de leur personnel.

Que le public, souverain juge, nous pardonne la faiblesse du talent, en faveur de notre désir sincère d'être utile à ceux qui ont des chiens, et de soulager les souffrances d'un animal qui peut, à si juste titre, s'appeler : *l'ami de l'homme*. On aime son cheval, on est aimé de son chien, et une appréciation scientifique peut toujours, j'ose le croire, faire oublier un défaut littéraire.

Bordeaux, Novembre 1855.

CHARLES DUBOURDIEU.

INTRODUCTION.

Malgré les tendances d'une époque où la controverse
règne en souveraine, on peut, sans se risquer, admettre que le chien est, — de tous les animaux, — celui
dont la vie se mêle de la plus intime façon à la vie de
l'homme.

Préciser, d'une manière certaine, l'époque à laquelle
remonte la domesticité de cet intéressant animal, est
chose impossible; mais, d'accord en cela avec quelques
auteurs anciens et modernes, nous pensons pour notre
part qu'elle est fort antérieure à celle des chevaux,
et qu'elle remonte à l'époque des patriarches, ou tout
au moins à celle des rois pasteurs.

Un auteur anglais, Lascelles, observe plaisamment
dans un ouvrage : *(On Sporting)* que le chien était pro-
bablement le premier animal ayant, après la femme,
partagé l'attention et l'affection de l'homme.

L'histoire suivante, qui date de 170 ans avant Jésus-

Christ, prouve déjà l'importance du chien, et suffit pour établir un bel arbre généalogique à la race des épagneuls. Après avoir forcé les Athéniens, peuple frivole et bavard comme les parisiens de nos jours, à s'occuper de lui pendant plusieurs années, le brillant Alcibiade était devenu un homme ordinaire dont on ne s'occupait plus ; sur ces entrefaites, la guerre ayant été déclarée aux Athéniens, il fallut nommer un général, et nul ne songeait plus au grand Alcibiade qui, plusieurs fois pourtant, avait commandé avec succès les armées de la République. Or, devinez ce qu'il fit pour réveiller l'attention ; je vous le donne en cent, je vous le donne en mille ?... — si déjà vous ne connaissez l'histoire, — Il coupa simplement la queue (fort belle) d'un magnifique épagneul qui d'habitude le suivait partout, et se rendit, avec l'animal ainsi mutilé, sur les promenades les plus fréquentées de la ville. Le lendemain, il n'était bruit que de l'originalité d'Alcibiade; il fut blâmé par les uns, défendu par les autres, son nom prononcé éveilla l'attention publique, on songea aux services qu'il avait rendus, à ceux qu'il pourrait rendre encore et il fut nommé général. Oh ! grand homme ! ton action laisse loin derrière elle toutes les réclames de nos jours.

Comme chaque bonne chose en a, dans ce monde, une mauvaise pour complément essentiel, qui sait si quelque maladroit plagiaire, voulant lui aussi réveiller l'attention publique, n'aura pas pris au rebours l'histoire d'Alcibiade en faisant couper les oreilles à son chien : habitude atroce que rien ne justifie la plupart du temps.

Si, de nos jours, il ne suffit plus de faire couper la queue d'un chien pour devenir général, il est incontestable que le chien nous est encore fort utile dans une foule de circonstances. Chien de chasse, il se mêle à nos plaisirs ; chien de luxe, il charme les ennuis d'une existence oisive et fastueuse ; chien du pauvre, il partage nos douleurs, guide l'aveugle et traîne péniblement la charrette du perclus.

Nul animal n'est plus que lui, fidèle, courageux, carressant, dévoué, et c'est à peine, tant est grande l'ingratitude des hommes! si quelques auteurs se sont occupés, d'une manière sérieuse, de le soulager dans les nombreuses maladies que lui donnent nos habitudes sédentaires.

Çà et là, on a bien publié quelques ouvrages, traitant, soit des diverses chasses, soit de quelques maladies spéciales, et chaque auteur s'est contenté de considérations particulières au sujet qu'il avait choisi. Tel n'est pas notre but; nous voulons faire un livre qui s'adresse à tous, un livre qui renferme tout ce qui est nécessaire à l'histoire générale du chien, à ses races, ses aptitudes, ses emplois utiles ou agréables, son instruction, ses croisements, ses maladies — et notre méthode spéciale de traitement. — Nous ajouterons quelques essais sur la manière de connaître l'âge des chiens, sujet aride dont les bases sont peu certaines, par suite des divers régimes auxquels ces animaux sont soumis, mais qui, esquissés à grands traits, suffiront à guider l'homme intelligent.

Pour faciliter les recherches et suivre une marche

méthodique, nous diviserons notre ouvrage de la façon suivante :

PREMIER VOLUME.

Considérations générales, anecdotes, instructions, instinct et intelligence du chien, croisement des races, emplois utiles.

Hygiène, soins à donner aux jeunes chiens, nourriture, médecine préventive, essais pour connaître l'âge et législation sur la chasse.

DEUXIÈME VOLUME :

Maladies de toutes sortes et traitement spécial, indication des remèdes par formules chimiques, fractures, opérations chirurgicales. — Notes.

Dans cette dernière partie, nous nous sommes occupé, d'une façon toute particulière, de la rage — *rabies canina* — de l'affection dite : *maladie des chiens*, de la *gâle*, des *dartres*, des fractures de l'*ictère*, de la *chorée*, et enfin des *empoisonnements*.

Il est bien entendu que les autres maladies ne seront pas négligées, et si nous avons cité celles qui se rencontrent le plus généralement, c'est qu'elles ont été l'objet d'études plus approfondies de notre part.

Les traitements que nous indiquerons nous sont personnels ; nous ferons connaître ceux que nous emprunterons aux autres auteurs, soit comme reconnus bons en pratique, soit comme renseignements.

En lisant notre ouvrage, chacun doit être à même de traiter son chien, mais nous ne saurions trop recommander, dans un cas grave ou dans un mal persistant, de conduire le sujet malade chez un vétérinaire.

Nous avons dû faire de nombreuses recherches et

nous citerons, dans le cours de l'ouvrage, les sources
où nous avons puisé ; puis, lorsqu'il nous arrivera
d'émettre une opinion personnelle, nous irons nous-
mêmes au devant des objections pour les combattre et
donner ainsi à notre œuvre une valeur réelle.

Malgré notre affection pour la race canine, nous
n'irons pas jusqu'à nous élever contre les mesures prises pour diminuer le nombre des individus, bien convaincu que nous sommes, que la trop grande quantité
est nuisible, et qu'il est urgent de détruire les chiens
errants (chiens de rues), qui parcourent nos quartiers
et abâtardissent les races.

En Turquie, le chien ne paraît pas jouir d'une grande
considération ; il en est de même en Afrique, car parmi les griefs que les arabes reprochent aux français,
on cite les suivants : évacuer debout le superflu de la
boisson — comme a dit Molière — donner la main à un
juif, embrasser un chien. Et, en effet, ce sont des choses que nous faisons fort souvent, n'en déplaise à la
gravité musulmane.

Au reste, dans toutes les langues, surtout dans les
langues orientales, le mot chien manque de noblesse
et marque le mépris. Les musulmans nous traitent de
chiens d'infidèles, et dans l'île de Ceylan, les courtisans,
qui donnent à leur roi des titres qui l'égalent aux
Dieux, n'imaginent rien de mieux, pour se rabaisser,
que de se considérer comme des chiens. Ainsi ils diront
au roi : « Votre chien a fait telle chose, » et si, dans un
moment de bonne humeur, le monarque leur demande
s'ils ont des enfants, ils répondent avec gentillesse :
ma chienne a tel ou tel nombre de petits. Pour nous,

des gens qui s'avilissent de la sorte en foulant aux
pieds toute dignité personnelle, se flattent beaucoup en
se traitant de chiens, et nous dirons avec Delille, le
poète classique : « Peut-on voir un animal plus fidèle,
» plus généreux, plus reconnaissant?...

» Ulysse est de retour, ô spectacle touchant!
» Son chien le reconnaît, et meurt en le léchant! »

Après Dellile, Parny, le poète élégant et gracieux, a
chanté les services du modeste chien de berger :

» Telle du chien, l'activité constante,
» De son troupeau gourmande la lenteur,
» Et va chercher la brebis imprudente
» Qui, du buisson, broute en passant la fleur, »

On le voit?... rien ne manque à la gloire du chien ;
honni par les uns, loué par les autres, méprisé par
des gens prétendus graves, il a été chanté par les
poètes : n'est-ce pas ce qui arrive à toute gloire humaine?...

Nous voulons, dans notre première partie, faire res-
sortir les preuves sans nombre qui plaident en faveur
du chien et offrir en quelques pages, à nos lecteurs,
des faits qu'il nous a fallu chercher dans une foule de
traités spéciaux. Enfin, comme malgré notre but scientifique nous écrivons beaucoup plus pour les gens du
monde que pour les savants, nous ferons tous nos efforts
pour distraire et instruire en même temps et donner à
chaque propriétaire de chien, chasseur, fermier, berger, homme du monde, femme élégante, les moyens
de soulager les souffrances de ce noble animal. Cela
faisant, nous croirons avoir bien mérité du public.

CONSIDÉRATIONS GÉNÉRALES.

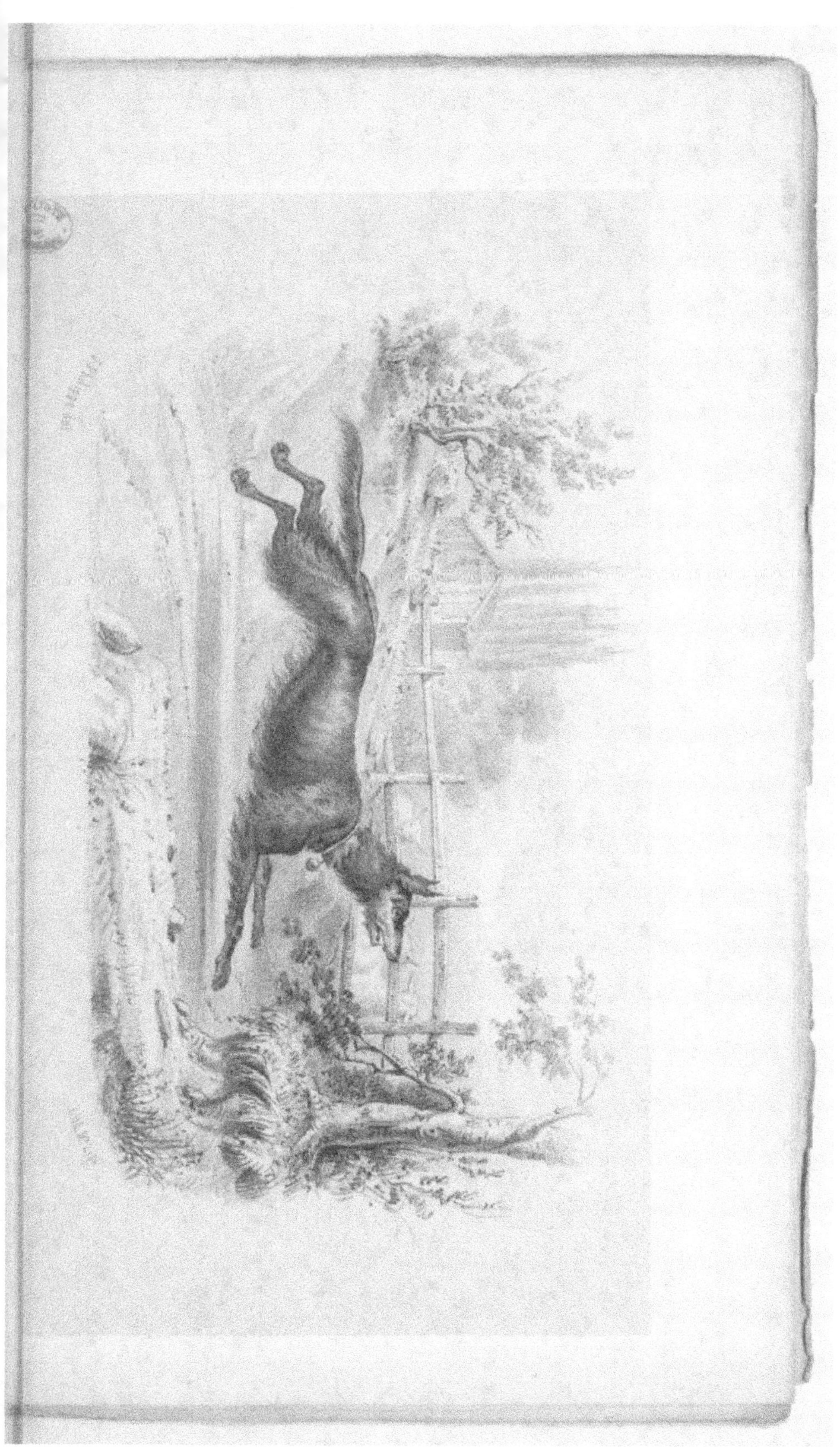

CONSIDÉRATIONS GÉNÉRALES.

ORIGINE DU CHIEN.

La première question qui se présente, en faisant l'histoire d'un animal, est celle qui a rapport à son origine immédiate ; c'est aussi la plus importante par les circonstances qui en découlent. Pour le chien, la question est doublement difficile, primo : parce qu'il faut remonter aux temps primitifs n'ayant pour jalons que quelques auteurs qui, le plus souvent, se contredisent ; en second lieu, parce que l'on ne peut s'appuyer sur la médecine-vétérinaire, inconnue en partie au moyen-âge et si négligée du temps de Buffon, que cet auteur écrivait à propos du cheval : « Je ne puis ter-
» miner sans marquer quelques regrets, de ce que la
» santé de cet animal utile et précieux a été abandonnée
» jusqu'à présent, aux soins et à la pratique souvent
» aveugles, de gens sans connaissances et sans lettres.
» La médecine que les anciens ont appelée *Médecine-*
» *Vétérinaire*, n'est presque connue que de nom ; et je
» suis persuadé que si quelque médecin tournait ses
» vues de ce côté-là, et faisait de cette étude son prin-

» cipal objet, il en serait bien dédommagé par d'amples
» succès ; que non-seulement il s'enrichirait, mais
» même qu'au lieu de se dégrader, il s'illustrerait
» beaucoup. »

Par ces quelques lignes, on voit que la renaissance
de la médecine-vétérinaire date d'une époque rap-
prochée, et en présence des immenses progrès que
lui ont fait faire quelques hommes savants et dévoués,
on ne peut lui reprocher encore d'avoir oublié le chien.

L'opinion des naturalistes est divisée au sujet de la
la race canine. Les zoologistes les plus distingués
admettent trois hypothèses, qui se réduisent à ceci :

1° Le chien est-il un animal de création primitive ?.

2° Provient-il d'une des espèces de son genre, modi-
fiée par la domesticité ?.

3° Est-il le produit d'un croisement accidentel d'animaux différents du même genre ?.

Linnée, Buffon, Blumenbach, Cuvier, sont partisans
de la première hypothèse.

Pennant et Guldenstaedt sont partisans de la seconde, et le premier, naturaliste justement estimé, fait
descendre le chien du chacal (zoologie britannique.)

Pallas et quelques autres sont partisans de la troisième hypothèse, et donnent au chien une origine
purement artificielle, en la considérant comme le produit d'une union accidentelle d'autres animaux, tels
que le loup, le renard, le chacal.

Chacun apporte des preuves à l'appui de son système.
M. Pennant dira, par exemple, que les dents du chacal
ont beaucoup plus de ressemblance avec celles du
chien qu'avec celles du loup ou du renard; puis, il
ajoutera que ces animaux s'accouplent ensemble et
donnent des produits, et enfin, que les habitudes du
chacal sont tellement identiques à celles du chien,

qu'il est fortement autorisé à conclure que le chien est simplement un chacal apprivoisé.

Pour sortir de l'embarras causé par des opinions si diverses, la science a ouvert une route nouvelle négligée par les zoologistes des siècles précédents. Cette voie nouvelle est celle de l'anatomie comparée par laquelle nous donnons pour base à nos observations, la construction invariable de certaines parties du corps, surtout celle de la charpente osseuse, qui est la moins susceptible d'altération, soit par les efforts de l'art, soit par toute autre cause.

Déjà, dans un ouvrage remarquable publié en Angleterre il y a une trentaine d'années, *M. Delabère-Blaine*, médecin et vétérinaire, après avoir compulsé les opinions émises par les zoologistes, avait conclu à l'origine du chien comme animal de création primitive.

Son ouvrage, qui eut plusieurs éditions, *la Pathologie canine ou Traité des maladies des chiens*, fut traduit par M. Delaguette, chevalier de la légion-d'honneur, et vétérinaire des gardes du corps du roi, compagnie de Grammont.

Nous allons offrir à nos lecteurs une analyse succincte de son travail, et nous examinerons, en y joignant des considérations et des appréciations personnelles, quels sont les titres que chacun des individus classés dans l'ordre *canis*; tels que le loup, le renard, le chacal, peuvent avoir pour être pris comme souche du chien.

Prenant le loup pour premier point de comparaison, les différences sont celles-ci : Les os de la tête offrent une masse plus anguleuse, la partie auditive du temporal est plus enfoncée dans le crâne, les fosses orbitaires plus obliques et les dents non-seulement plus longues et plus fortes, mais encore différentes dans la forme générale, enfin, le cubitus est plus long, plus obliquement placé et le cœcum totalement différent.

La différence est plus grande dans les formes extérieures ; le loup ne ressemble à aucune espèce de chiens, sa queue est toujours pendante, et sous tous les climats son poil est épais et rude. Les habitudes sont plus opposées encore ; le loup vit seul et ne s'associe que lorsqu'il se sent trop faible pour poursuivre sa proie et qu'il est poussé par la faim. Il est carnivore, féroce, rusé, soupçonneux et lâche dans le danger. Toutes les tentatives pour le réduire à l'obéissance demeurent inutiles, en un mot : il ne possède aucune des qualités qui distinguent le chien.

La femelle du loup n'entre en rut qu'une fois l'an, et sa gestation est beaucoup plus longue que celle de la chienne — cent jours.

Toutes ces observations établissent, d'une manière certaine, l'individualité du chien relativement au loup.

Avec le renard, mêmes différences à un degré moins fort cependant quant à la disposition des os, la structure des orbites, la forme du cœcum. Il en diffère encore par une mauvaise odeur très-forte qui lui est particulière, et la fétidité de son urine.

Le renard vit seul ; son cri, qui porte le nom de *glapissement*, ne ressemble en rien aux aboiements du chien. La femelle n'entre en rut qu'une fois par an et porte six petits au plus.

Avec la hyène, la ligne de démarcation est tellement grande, que nous ne concevons pas que quelques auteurs aient pu songer à comparer ces deux animaux.

Reste maintenant *le chacal*, et nous avons dit que l'idée de considérer cet animal comme souche du chien avait été émise et soutenue par des hommes d'une haute valeur scientifique.

Leur opinion, plus vraisemblable que les précédentes, est basée sur l'exacte ressemblance des squelettes
de ces animaux ; enfin, la forme identique de leurs
dents, celle du cœcum et de tout le canal alimentaire,
sont des arguments sérieux et plausibles. Malgré cela,
nous espérons prouver que ces membres si rapprochés
d'une même famille sont des animaux spécialement
distincts.

D'abord, il existe entre eux une disproportion considérable dans la longeur des extrémités antérieures et
postérieures, ce qui donne au chacal une tournure exceptionnelle n'ayant aucune analogie avec les races
actuellement connues du chien; de plus, on a remarqué que toutes les tentatives faites pour apprivoiser les races *d'Asie et d'Afrique*, n'ont réussi que
très—imparfaitement sur une variété de petite espèce,
nommée *adive*. Si l'on ajoute à ces faits que la femelle
ne porte que cinq semaines, il n'y a plus aucun doute
possible. Tel est la conclusion de M. Blaine.

Pour le lecteur, qui aura pris la peine de nous suivre
dans la rapide analyse que nous venons de faire de
son ouvrage, il est évident qu'il combat avec puissance
les deux opinions qui tendraient à faire descendre le
chien du loup ou du renard, et que son raisonnement
devient faible et n'est plus convaincant dans sa comparaison avec le chacal; mais pour nous, qui allons
hasarder une opinion presque personnelle, la cause
de cette faiblesse de preuves est on ne peut plus évidente. Oui, il y a entre le chacal et le chien des points
nombreux de ressemblance qui frappent à première
vue et par l'analyse : la cause en est simple, c'est que,
selon nous, le chacal serait le produit d'un croisement
entre le chien et le loup ; car à sa ressemblance de
forme avec le chien, il joint le caractère du loup; de

plus, la petite race du chacal, la race *adive* serait le croisement du chien avec le renard. Le *chacal adive*, qui n'est guère plus grand qu'un renard, a la queue et le poil de cet animal, dont il a aussi une partie de la ruse et des habitudes.

Nous ne sommes donc nullement étonné des points de contact qui existent entre le chien et le chacal ; le chien étant dès lors la souche primitive et le chacal une espèce secondaire dérivée.

On a remarqué qu'en règle générale, les espèces primitives pouvaient se transporter et s'acclimater sous presque toutes les latitudes, sauf les races spéciales des régions polaires et de l'équateur, et que ces races primitives se continuaient sans préjudice pourtant des influences climatériques, des habitudes, de la nourriture, etc., tandis que les espèces secondaires produites par des circonstances particulières et sous des influences spéciales à certains climats, ne pouvaient se reproduire en dehors de ces mêmes circonstances. De là nous concluons que le chien, animal de création primitive, est devenu un animal exotique ; tandis que le chacal, race dérivée, n'a pu vivre dans d'autres climats que ceux d'Asie et d'Afrique.

C'est effectivement ce qui a lieu. Enfin, comme nous tenons beaucoup à rétablir la noblesse du chien dont quelques auteurs voudraient faire un bâtard, nous dirons pour achever de convaincre les incrédules, que nos soldats, qui dans leurs bivouacs et blockaus d'Afrique voient les chacals de près, sont parvenus à en apprivoiser. Un officier, resté fort longtemps dans la province d'Oran, m'a raconté qu'un chacal familier ayant couvert une chienne, il avait élevé deux des produits de cette union, qui, une fois arrivés à un certain développement, ressemblaient beaucoup plus aux chiens qu'aux chacals, sauf un peu de sauvagerie dans la tournure. Un seul croisement avait rapproché le chacal du chien ; c'est indiquer la souche d'une façon presque certaine.

Au reste, on assure que les chacals se rendent familiers au point de venir roder dans les camps, mais comme ce sont de fameux et actifs maraudeurs, on leur fait une rude chasse.

Une expérience décisive serait utile : il s'agirait de prendre un individu bien constitué de chaque race, chien et chacal, et de coupler les produits par l'union consanguine jusqu'à la troisième ou quatrième génération, pour voir si le résultat serait un rapprochement vers l'une ou l'autre des deux races. Nous avons la conviction que ce rapprochement se ferait du côté du chien; car rien n'égale la force de nature des races primitives pour la transmission des formes et des qualités. Le premier essai fait déjà pressentir ce résultat, après un seul croisement.

Une fois reconnu animal de création primitive, quel est le chien qui, parmi les espèces connues, a servi de souche? car, on ne peut sérieusement admettre autant de créations primitives qu'il y a de variétés dans l'espèce.

Cette question est fort importante. Buffon désigne le chien de berger et M. Blaine, après avoir tenté de prouver que les chiens venaient d'Asie (ce qui dénoterait que ce pays a été le berceau de la race canine comme il a été celui de la race humaine et chevaline), dit que le chien de souche est le grand danois, et que le grand lévrier d'Allemagne a été le premier fruit retiré de l'éducation heureuse tentée sur le chien de cette espèce.

Sans discuter longuement, et fidèle à notre habitude

de citer les faits acquis, nous dirons : chacun sait que les races perfectionnées reviennent à leur point de départ quand cessent les causes qui les ont produites, c'est-à-dire quand elles sont livrées à elles-mêmes.

Or, le chien redevenu sauvage, est celui qui ressemble le plus à l'espèce pure de la variété connue sous le nom de chien de berger.

C'est pour cela que, d'accord avec Buffon, nous adoptons ce chien comme point de départ et souche de toutes les variétés de l'espèce.

Pour bien faire comprendre la série des changements produits par les climats, nous allons donner un tableau indiquant ce qu'est devenu le chien type, au nord, au midi, à l'est et à l'ouest.

Ce tableau établi d'après celui de Buffon, ne renferme que les races pures ; nous ajouterons la liste de quelques races de métis simples, à l'effet de compléter les renseignements. (4).

On voit dans ce tableau, que le chien de berger transporté au nord, devient laid et petit chez les lapons, tandis qu'il se perfectionne et grandit en Islande et en Sibérie. Transporté dans les climats tempérés tels que la France, l'Angleterre et l'Allemagne, il perd sa brusquerie, ses allures sauvages et devient dogue, chien courant et mâtin.

Le *chien courant*, le *braque* et le *basset* forment une seule espèce; car souvent une lice qui n'a été couverte que par l'un des chiens ci-dessus, donne une portée dans laquelle on trouve des courants, des braques, des bassets.

Transporté en Espagne et en Barbarie, où les animaux ont le poil aussi fin et soyeux qu'ils l'ont rude et épais dans le nord, le chien courant est devenu épagneul et barbet.

Transporté au nord, le mâtin devient grand danois, tandis qu'il devient lévrier au midi.

Les grand lévriers viennent du levant, les médiocres d'Italie, et ces derniers transportés en Angleterre sont devenus levrons, — petits lévriers, improprement appelés levrets et levrettes au lieu de levrons et levronnes.

Transporté en Irlande, en Ukraine, en Albanie, en Épire, le grand danois est devenu le chien d'Irlande, le plus grand de tous les chiens connus.

En Danemarck, le dogue anglais est devenu petit danois, et dans le levant (où il a perdu ses poils), il est devenu chien ture.

Voici maintenant la liste de quelques races mêlées provenant des croisements de celles que nous venons de nommer :

Le lévrier métis, dit à poil de loup, provient du lévrier et du mâtin ; ses poils sont plus longs, plus rudes, et son museau plus effilé que chez le lévrier.

Le chien de Calabre, provient du grand épagneul et du grand danois. C'est un chien de plus grande taille qu'un *grand mâtin*, avec un long poil touffu.

Le burgos, provient de l'épagneul et du basset.

Le chien lion, très-rare aujourd'hui, provient du *petit danois* et de *l'épagneul*.

Le mâtin et *le dogue* produisent *le gros-dogue*. — C'est le chien de nos boucheries. — En Angleterre, *le dogue* est devenu plus petit, plus trapu : il est désigné sous le nom de *boule-dogue*, ce sont des chiens redoutables par leur intrépidité et leur force.

Le bouffe, joli chien à longs poils fins et frisés, est engendré par le grand épagneul et le barbet.

Ces chiens sont des *métis simples*, venant du mélange de deux races pures, ceux que l'on nomme *double-métis* proviennent du mélange d'une race pure avec un métis simple ; ainsi, le *roquet* est engendré par *le doguin* et *le petit danois*. *Le chien d'Alicante* l'est de même par *le doguin* et *le petit épagneul*, et le *chien de Malte*, ancien bichon de nos grand'mères, vient du *petit épagneul* et du *petit barbet*.

Il y a enfin les chiens *triples métis* qui viennent du mélange de métis entre eux, tels que le *chien d'Artois* engendré par *le doguin* et *le roquet*, et cette multitude de chiens qui se couplent au hasard et qui ne peuvent avoir de caractères particuliers, parce qu'ils proviennent de races plusieurs fois mêlées.

On concevra facilement que nous ne pouvons entrer dans toutes les combinaisons deux à deux, que l'on pourrait produire avec les races pures et les métis. Le nombre en serait infini, et c'est justement cette facilité qu'ont les chiens de s'accoupler entre les races les plus opposées qui rend un classement presque impossible, et fait que d'anciennes races de métis se perdent en même temps qu'il s'en crée de nouvelles.

Il serait fort à désirer qu'un éleveur intelligent présidât à la formation de quelque nouvelle variété en choisissant judicieusement les sujets, et s'il arrivait à produire une jolie race, si, surtout, il était assez heureux pour la faire adopter par la mode, sa fortune serait bientôt faite.

Que l'on veuille bien ne pas trop rire de cette idée, elle est sérieuse ; d'ailleurs, nous avons sous les yeux un ouvrage dont voici le titre : *De l'art d'élever les lapins et de s'en créer 3,000 francs de rentes*. C'est bien aussi drôle ?

D'après tout ce que nous avons dit, nous concluons :

1° Le chien est un animal de *création primitive*, — classé par Cuvier dans l'ordre des carnassiers, famille des carnivores, tribu des digitigrades, genre chien;

2° L'espèce souche (d'où dérivent les autres), est celle du chien dit « *chien de berger.* »

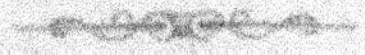

REPRODUCTION

ET

CROISEMENT DES RACES.

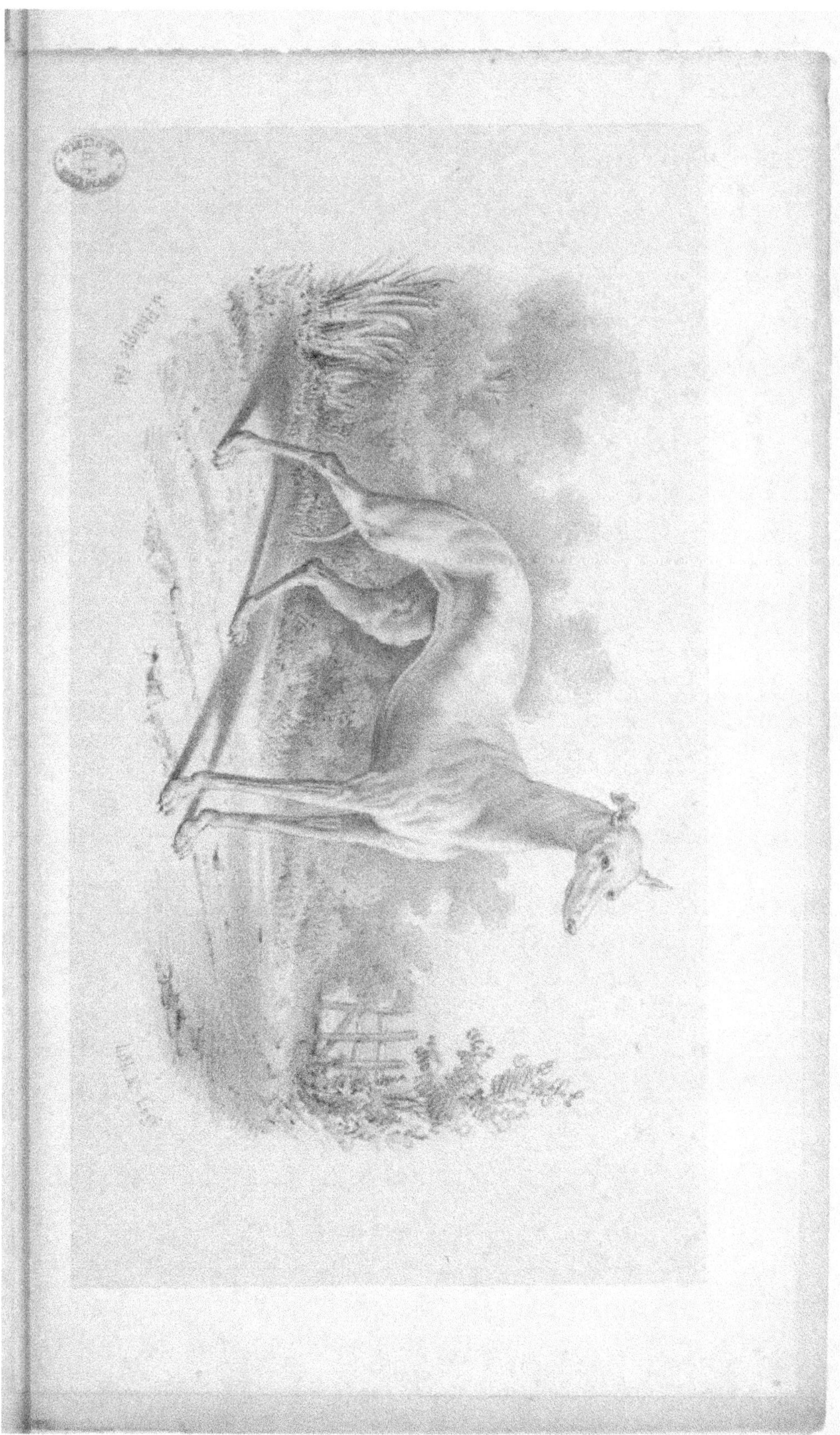

REPRODUCTION

ET

CROISEMENT DES RACES.

Si l'on veut perfectionner ou simplement conserver des races, il faut, — pour le chien tout autant que
pour le cheval, — des soins intelligents, extrêmes, incessants.

Pour convaincre le lecteur de l'importance de cette
question trop souvent dédaignée, je vais entrer dans
quelques détails suivis de considérations philosophi-
ques, à l'effet de montrer combien on a tort d'aban-
donner, — presque au hasard, — le choix des animaux
reproducteurs.

Remontons à la source et considérons ce que peut
produire une influence physique ou une cause morale,
sur l'animal qui va naître; depuis que le germe ou
ovum de la mère, vivifié par l'influence du contact
sympathique du fluide séminal du père, prend une vie
interne, en se greffant aux parois de *l'utérus* (matrice);
jusqu'au moment où, après une gestation de soixante
à soixante-dix jours, il présente un être organisé marqué du sceau particulier à son espèce.

Ce produit, conjointement avec ses frères de la

même portée, ressemble le plus souvent à ses parents,
soit qu'il tienne des deux, soit qu'il ressemble au père,
soit à la mère : et ces trois cas se reproduisent dans
les petits d'une même portée.

Telle est la règle générale, qui, comme ses semblables, n'est pas sans exception, puisqu'il arrive parfois
que les produits, ou tout au moins un d'eux, diffèrent
totalement du père et de la mère. On explique cet effet contraire par une impression quelconque qui, agissant fortement sur l'imagination de la mère, s'imprime
d'une façon indélébile sur un ou plusieurs des fœtus
qu'elle porte.

Pour quiconque connaît l'influence du moral sur le
physique, cette opinion paraîtra rationnelle ; pour les
autres, nous allons citer des faits authentiques, et
en première ligne le suivant, tiré de l'ouvrage de
M. Blaine :

« J'avais une chienne carline dont le compagnon
» constant était un petit chien épagneul presque blanc,
» de la race de *Lord Rivers*, qu'elle aimait beaucoup.
» Lorsqu'il devint nécessaire de l'en séparer, étant en-
» trée en chaleur, pour la renfermer avec un chien de
» sa race, elle en eut beaucoup de chagrin et malgré sa
» situation, elle fut très-longtemps à vouloir recevoir
» le chien que l'on avait placé près d'elle ; enfin, elle
» y consentit : la conception eut lieu et au terme or-
» dinaire, elle mit bas cinq petits carlins, dont l'un
» élégamment *blanc* était *plus petit* que les autres. L'é-
» pagneul fut donné au dehors bientôt après, mais
» l'impression subsista, car, dans deux portées sui-
» vantes (qui furent les seules qu'elle donna), elle eut
» toujours un *petit blanc* ; les amateurs anglais regar-

» dèrent le fait comme très-rare, mais ils le trouvè-
» rent très-concluant en faveur de l'impression mo-
» rale. »

La douleur peut aussi influer d'une manière sensible
sur le fœtus, et je ne doute nullement qu'il ne se res-
sente du malaise de la mère.

On lit à ce sujet dans les annales de la Société Lin-
néenne de Londres :

« M. Milne rapporte qu'une chatte pleine, à lui ap-
» partenant, eut le bout de la queue foulé avec force ;
» elle en ressentit une violente douleur. Ayant mis
» bas, on trouva cinq chats bien conformés dans toutes
» leurs parties, à l'exception de la queue, qui, dans
» chacun d'eux, était tordue vers le bout et portait
» une protubérance cartilagineuse. »

Nous citerions mille traits semblables pour chaque
espèce d'animaux ; d'où nous pouvons conclure que
l'on ne saurait, en pratique, apporter trop de soins
dans les races premières pour que le choix du mâle
soit agréable à la femelle, et pour que cette dernière
soit mise à l'abri de toute impression mentale.

En principe, la reproduction de deux chiens de
même race porte les traits de ressemblance propres à
chacun d'eux, et possède les formes caractéristiques
de la race.

Lorsque les pères et mères sont de différentes races,
leurs productions tiennent à peu près également des
deux espèces ; mais il arrive aussi fréquemment que
la production tient beaucoup plus de l'un que de l'autre,
et quelquefois, — dans la même portée, — les uns tiennent de la mère et les autres du père.

Un phénomène bizarre qui n'existe pas seulement
chez la race canine et chez les autres animaux, puis-

qu'on l'observe journellement chez l'homme, c'est celui de la *ressemblance ascendante*.

Ainsi, il arrive parfois que les productions ont une plus grande ressemblance avec leur grand-père ou leur grand'mère qu'avec leur propre père. Cette particularité existe surtout lorsqu'un caractère commun s'est perpétué dans une espèce pendant plusieurs générations, ou, en *langage d'amateur*, lorsque le *sang* a été conservé *pur*.

On maintient ces caractères en conduisant les productions successives, par le moyen des bons appareillements, du choix de la nourriture, de l'instruction et aussi de la régularité des habitudes.

Malheureusement, nous ne possédons pas de races primitives *pures* dans nos animaux domestiques et surtout dans la race *canine*. L'homme a développé dans chaque espèce les qualités qui lui étaient utiles : dans un cas, il a tout sacrifié à la vitesse, dans un autre, à la finesse de l'odorat, ou à la force, ou au degré le plus inférieur de la stature, etc, etc.

Il a profité des diverses causes produites par l'influence du climat, le choix de la nourriture, la réclusion et les exigences de la domesticité.

Chaque fois qu'une variété accidentelle a présenté des formes ou une organisation particulière, dont il a espéré tirer parti, il l'a élevée, en a tiré race, et quand ces singularités se sont reproduites sur un ou plusieurs sujets d'une même portée, il les a perpétuées par la *consanguinité*, c'est-à-dire par leur accouplement réciproque : c'est ainsi que des nouvelles races *dégénérées* ont pris naissance.

C'est à cette cause qu'il faut attribuer les petites races anciennes, telles que *les carlins*, *les boule-dogues*, les bassets à jambes torses et aussi tous les petits

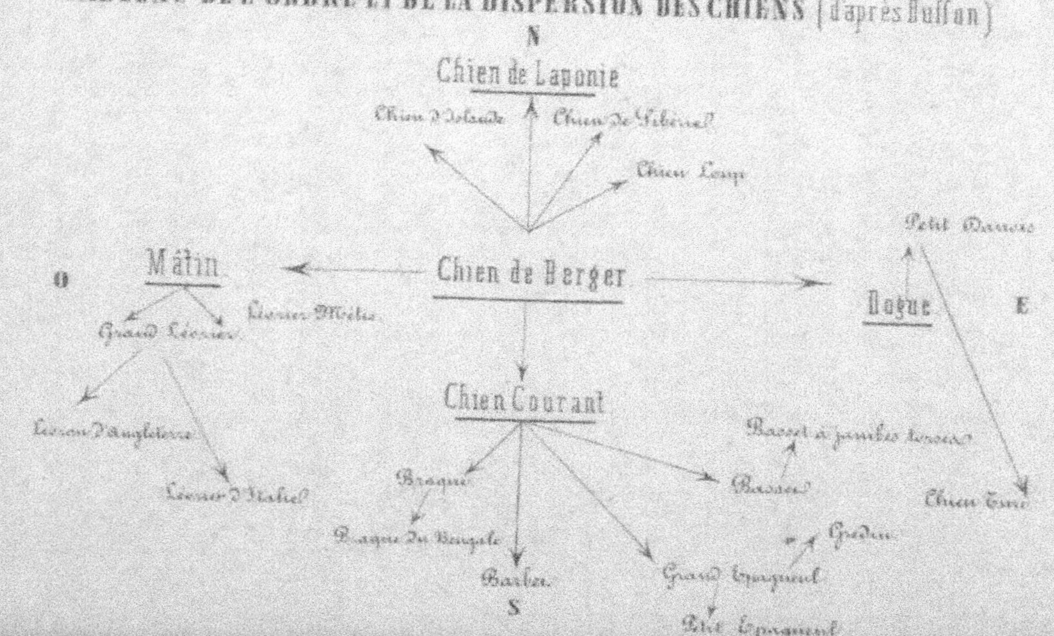

Tableau de l'ordre et de la dispersion des chiens (d'après Buffon)

chiens qui entrent dans la classe des races de luxe. Ce fait est tellement hors de doute, que voici ce qui se passe en Angleterre pour cette petite variété d'épagneuls jaunes et blancs ou noirs et blancs nommés stuarts.

Ces élégants animaux sont très-communs parmi les tisserands de Spetalfields qui ont porté à telle perfection l'art de les élever, qu'ils en procurent (à ceux qui veulent y mettre le prix), d'une étendue de couleur et d'une longueur de robe demandée; ils anoncent aussi la nature du poil et sa disposition à se boucler ou à rester droit. Ils obtiennent ces résultats par la manière dont ils choisissent le *père* et la *mère* et quelques fois, ce n'est qu'à la deuxième ou à la troisième génération qu'ils réussissent.

Au nombre des moyens qui les aident à conserver cette race, il faut compter la réclusion, une chaleur artificielle et une légère nourriture.

Relativement à la robe, une chaleur artificielle la rendra claire et fine, l'exposition en plein air rendra le poil épais et rude.

Pour les chiens dont on veut augmenter la taille et la force, on n'en doit garder qu'un ou deux de la portée, donner une nourriture forte et abondante à la mère (mouton et bœuf légèrement rôtis), puis habituer de bonne heure le sujet à cette nourriture animale, le placer dans un lieu bien aéré, vaste, propre, et le soumettre à un grand exercice. Par dessus tout cela, il est bien important de choisir le *père* et la *mère* ayant au plus haut degré les formes que l'on désire voir se transmettre à leur progéniture.

Lorsqu'un défaut se perpétue dans une race, il ne faut plus coupler les individus ensemble. Supposons deux chiens d'arrêt du plus pur sang ayant chacun, par suite d'une longue réclusion ou de tout autre cause, une altération quelconque dans ce qui touche sa propre race. On augmenterait ce défaut, si on les joignait ensemble, tandis que l'on arriverait à le corriger en choisissant pour l'un et pour l'autre des compagnons n'ayant pas de défauts.

Outre la forme, il est encore des qualités essentielles que l'on peut altérer ou donner aux produits ; je veux parler des qualités, des aptitudes qui elles aussi se communiquent également. De même que tel ou tel défaut ou avantage de forme; le tempérament, la sagacité, l'obéissance sont héréditaires et doivent être prises en considération par les personnes qui destinent les produits à un but spécial, comme les diverses espèces de chasses, la garde des troupeaux, etc.

Ces qualités primitives sont telles, que quelques races de *chiens d'arrêt* ne demandent presque pas d'instruction et arrêtent d'instinc dès la première fois, avec autant de fermeté qu'un vieux chien.

Il faut avoir bien soin, tout en cherchant à développer certaines formes, de ne pas négliger l'intégrité générale de l'individu, car presque toujours un degré supérieur et extraordinaire, naturel ou artificiel de quelque parties, s'obtient au détriment de telle ou telle autre.

Il existe parmi les chasseurs et les éleveurs qui se livrent à l'élève du chien, une grande diversité d'opinions au sujet des *accouplements consanguins*, soit entre père et fils, soit entre frères. Entre ces derniers, *l'union consanguine* est plus intime, et c'est d'elle surtout dont il sera question.

Le premier argument qui se présente, en faveur de ces unions, est tiré de l'histoire générale des races humaines et animales qui ont dû, de toute nécessité, avoir été reproduites primitivement par leurs proches.

La nature, dit-on, n'a pu établir un principe tendant à détruire son ouvrage, et par suite il est permis de penser que ces unions sont favorables à l'amélioration de l'espèce. Pour nous, ce raisonnement est captieux et ne prouve que faiblement l'avantage *des unions consanguines*, notre raison est celle-ci : Un vice de forme, un défaut quelconque peut se produire par hasard dans une famille, et voilà que, par suite des unions précitées, ce défaut va se perpétuer.

On nous répondra : les qualités aussi se perpétuent, soit, mais alors ne vaut-il pas mieux prendre ces qualités où on les trouve et accoupler ensemble ceux qui les possèdent à un haut degré ?...

Buffon, dont l'autorité est encore d'un grand poids malgré les découvertes faites depuis ses travaux, Buffon, dis-je, raisonne ainsi au sujet de la reproduction consanguine :

« Ce qu'il y a de singulier, c'est qu'il semble que le
» modèle du beau et du bon soit dispersé par toute la
» terre, et que, dans chaque climat, il n'en réside
» qu'une portion qui dégénère toujours, à moins qu'on
» ne la réunisse avec une autre portion prise au loin ;
» en sorte que, pour avoir de bons grains, de belles
» fleurs, etc., etc., il faut en changer les graines, et
» ne jamais les semer dans le même terrain qui les a
» produites ; et de même pour avoir de bons chevaux,
» de bons chiens, etc., etc., il faut donner aux femel-
» les du pays des femelles étrangères. Sans cela, les
» grains, les fleurs, les animaux dégénèrent ou plutôt
» prennent une si forte teinte du climat, que la matière
» domine sur la forme et semble l'abâtardir ; l'em-
» preinte reste, mais défigurée par tous les traits qui

» ne lui sont pas essentiels. En mêlant au contraire les
» races, et surtout en les renouvelant par les races
» étrangères, la forme semble se perfectionner et la
» nature se relever en donnant tout ce qu'elle a produit
» de meilleur. » *(Buffon, Hist. Nat.)*

Quelques éleveurs (et, d'après nous, ce sont les plus
sages), accordent que cette union a un degré éloigné
comme la deuxième ou troisième génération est très-
favorable à la race, mais à la condition toutefois de
bien choisir les sujets.

Ceux qui, en Angleterre, élèvent les coqs de combat,
penchent à la reproduction par l'union consanguine au
troisième degré, c'est ce qu'ils appellent : *le moment
favorable*.

Au milieu de ces opinions divergentes, plus souvent
basées sur le raisonnement que sur une expérience
pratique, il est à peu près impossible de se faire une
idée bien nette; c'est pour cela que prenant pour guide
quelques praticiens renommés, et nous appuyant sur
ce que nous avons pu voir par nous-mêmes, nous concluons *contre les unions consanguines*, et soutenons qu'en
principe, pour conserver une race pure, il faut choisir,
non des frères et des sœurs, mais *des individus de la
même race, jouissant d'une grande pureté de formes*.

Il est évident que si une race ne peut être améliorée
que par l'union d'individus choisis de manière à corriger leurs défauts réciproques, il doit en résulter que les
animaux doivent dégénérer lorsqu'il se perpétuent dans
la même famille sans mélange d'autre sang. La seule
chose capable de modifier ce principe serait : *Le beau
et le bon se transmettant sans interruption dans une famille*,
et alors, par l'analogie qui existe entre les races humaines, les individus grands par la taille ou par les qua-

lités, produiraient toujours des fils semblables... Mais, hélas !...

Il est très-favorable pour les chiens de les faire naître dans les premiers mois de l'année ; ils jouissent alors de la chaleur naturelle de l'été , et leurs membres prennent plus de force par le libre exercice qu'il est facile de leur donner en plein air.

Nous avons déjà dit que le produit de deux chiens de races différentes se nommaient *croisé* ou *métis*.

On obtient par ces croisements d'excellents résultats ; ainsi, des chiens d'arrêts croisés avec des chiens courants, donnent des produits ayant plus de vitesse et plus d'ardeur. Les effets des croisements se font encore remarquer à la septième ou huitième génération, et quelques amateurs de courses prétendent que, parmi les chevaux, cette influence se fait encore apercevoir à la vingtième.

Nos espèces d'animaux domestiques les plus vantées sont généralement des espèces dégénérées. Pour le naturaliste, le médecin et le vétérinaire, la dégénération n'étant autre chose que l'éloignement de l'état originel, de l'état de nature, et l'homme pour satisfaire ses besoins artificiels, ses caprices, ayant cultivé les qualités et les formes qui seules lui étaient utiles ou agréables, les chiens sont devenus sujets à des altérations peu convenables au but pour lequel ils avaient été créés ; il en est résulté des races bâtardes qui demandent des soins incessants.

Un auteur anglais, à propos de nos races secondaires, fait les questions suivantes :

« Que deviendrait une partie de nos races canines » cultivées, si elles étaient abandonnées dans un pays » sauvage ?...

» Une meute de carlins pourrait–elle chasser la ga-

» zelle et s'en nourrir?.. Le haut lévrier avec sa vitesse
» et sa vue perçante serait de même embarrassé, ayant
» perdu par l'éducation son odorat, pour suivre sa
» proie dans ses détours. Le chien d'arrêt pourrait bien
» *s'arrêter* et son partner se *coucher* jusqu'au moment
» où ils deviendraient des monuments d'une grandeur
» tombée, leurs talents cultivés les feraient infaillible-
» blement mourir de faim. »

Cette boutade originale est vraie quant au fond,
mais nous pourrions lui répondre : Que ferions-nous
de vos chiens sauvages pour nos chasses ? Pour la
garde de nos troupeaux? Pour celle de nos propriétés?
Pour distraire nos dames?

La civilisation a changé les habitudes du chien, c'est
heureux; mais le mal, c'est qu'elle lui a donné des besoins nouveaux, créé des maladies. Pour n'être pas
ingrat, nous devons, puisque nous sommes civilisés et
que nous cultivons les habitudes qui nous plaisent,
soigner largement les maladies qu'elles engendrent.

L'art d'élever avec succès nos diverses races, se
borne à ceci : combattre la tendance inhérente à toute
variété ou race, de reprendre quelque chose du cachet
originel, et d'y revenir au moindre accouplement fait
avec un individu de l'espèce.

Pour nous, une variété étant adoptée et formée, son
existence ne dépend plus que des soins apportés, non-
seulement dans le choix des individus propres à la reproduction, mais encore dans la recherche des autres
circonstances qui peuvent conserver les animaux eux-
mêmes dans l'état le plus approchant de celui de leur
souche.

Ces circonstances embrassent le choix du lieu, une

nourriture appropriée, une instruction judicieuse et un exercice convenable.

Une chienne porte un nombre de petits qui varie de *un* à *douze*. On a constaté le nombre 16 et quelquefois davantage, mais c'est très-rare. Souvent on est venu et on vient encore me demander la quantité de petits que l'on doit laisser à la mère ; c'est une question à laquelle on ne peut répondre d'une manière générale et positive, les circonstances étant rarement les mêmes. Voici cependant quelques principes qui guideront les personnes qui ne peuvent ou ne veulent consulter un vétérinaire :

Une chienne abondamment nourrie et se portant bien, peut en élever cinq. Si la race a de la valeur et qu'on veuille avoir des produits bien forts, il faut borner le nombre à quatre et mieux à trois ou à deux ; il est entendu qu'une mère faible et qui se nourrit peu en aura toujours assez d'un seul.

Pour ceux des petits que l'on veut faire élever par une autre chienne que la mère, il faut, si l'on tient à la pureté du sang, chercher pour nourrice une chienne de même race.

On peut encore (et beaucoup de personnes portent la patience à ce point), élever des chiens à la fiole avec du lait de vache, de brebis ou de chèvre ; mais, dans ces cas, le développement n'est jamais pareil à celui des sujets nourris par la mère ou par une nourrice.

Dès que les petits commencent à grandir, il faut, pour soulager la mère, les accoutumer à boire du lait bouilli, un peu tiède, et légèrement sucré. Le lait froid et non cuit leur donne fort souvent des diarrhées opiniâtres. On leur donnera aussi de la patée très-divisée, ce qui leur sera très-profitable. Il faut aussi porter beaucoup de soins à leur propreté, leur donner une litière toujours bien fraîche (la paille est la meilleure de toutes les litières qu'on pourrait choisir), et les faire coucher dans un lieu le plus aéré possible.

Les petites races de chiens surtout exigent les soins dont nous venons de parler ; car les jeunes naissent avec une prédisposition fatale à cette maladie connue généralement sous le nom de *maladie des chiens*, que nous traiterons en son lieu, ainsi que des affections vermineuses auxquelles les jeunes chiens comme les enfants en bas-âge sont fort sujets.

Nous croyons avoir dit à peu près tout ce qui est utile au sujet de la reproduction et du croisement des races. Nous eussions pu donner à cette partie importante plus de développement scientifique; mais, nous le répétons encore, nous écrivons cet ouvrage pour les gens du monde qui élèvent des chiens, et nous nous réservons d'étudier bientôt la question du croisement des races d'animaux, surtout au sujet du cheval dont la reproduction peut et doit devenir une source de richesse pour notre beau département.

DE L'INSTINCT

ET DE

L'INTELLIGENCE DU CHIEN.

DE L'INSTINCT

ET DE

L'INTELLIGENCE DU CHIEN.

Beaucoup de gens qui n'accordent au chien que de l'instinct, seront étonnés de lire, en tête de ce chapitre, que l'auteur va traiter de l'intelligence de ce modeste et utile animal. Ici, où le sujet n'est pas borné par les limites matérielles de l'anatomie, nous trouverons dans l'immense domaine de l'observation des faits nombreux qui nous permettront de conclure, non-seulement à l'intelligence, mais au raisonnement comparatif, et à la sagesse du chien.

En principe, il nous faut définir l'instinct et indiquer sa limite pour marquer le point de départ de l'intelligence; puis, si nous parvenons à établir des faits indépendants de cette propriété, il nous sera permis de chercher, ailleurs que dans l'instinct, la cause qui aura fait agir l'animal : nous espérons prouver que cette cause n'est autre que l'intelligence, suite du raisonnement.

L'instinct est une propriété inhérente à chaque espèce

d'animal, propriété qui porte tout sujet, dès l'instant où il existe, à conserver sa vie et à propager sa race.

L'instinct, contrairement à la raison, se développe dans sa perfection aussitôt qu'il devient nécessaire. C'est ainsi qu'à peine entré dans le monde, le chien cherche la mamelle de sa mère et en épuise le lait avec autant d'adresse la première fois que les autres. On remarque dans le chien, au fur et à mesure de son développement, les mêmes aptitudes générales, la même attention dans le choix des aliments, les mêmes soins pour ses petits, la même attention pour éviter ses ennemis, et toutes ces habitudes sont les mêmes qu'il y a deux mille ans. La raison en est simple : c'est que l'instinct, purement conservateur leur a été donné parfait dès l'origine et a été donné à tous.

Je vais citer maintenant une certaine quantité d'actions perfectionnées par les animaux, actions qui étant totalement étrangères aux lois de la vie organique, doivent trouver leur raison d'être dans des facultés *extra-instinctives*; mais avant d'entrer en matière, nous devons faire connaître une propriété de la race canine, propriété que possèdent aussi à un haut degré les pigeons et les hirondelles, mais qu'ils possèdent seuls parmi les quadrupèdes.

Cette qualité instinctive, que quelques auteurs ont considéré comme un *sixième sens*, est celle qui permet au chien transporté à une distance quelconque, de revenir au point de départ, quoique le chemin lui soit inconnu. Un de mes amis, voulant se défaire d'un chien, le conduisit à sa maison de campagne en voiture, puis le remit à un chasseur demeurant à dix lieues de là, qui le conduisit lui-même enfermé dans sa voiture : il avait tombé de la neige toute la journée, malgré cela, deux jours après, mon ami trouva le chien couché devant sa porte. Comme la terre était couverte d'une nouvelle neige, tombée dans l'intervalle, il est évident que le chien n'avait pu être guidé par la vue, l'ouïe, l'odorat ou la mémoire.

Il me serait facile, outre les faits à ma connaissance, d'en citer une multitude prise dans les auteurs, mais comme cette qualité est généralement accordée en partage au chien, je passe à un autre sujet.

Nous avons pour but de prouver l'intelligence du chien, et nous allons dérouler une série de faits authentiques, qui, tous, feront connaître les qualités sérieuses et utiles de cet animal, et permettront de conclure, suivant ce que nous avions annoncé, que le chien est intelligent et capable d'un certain *raisonnement réfléchi*.

Jetez un morceau de viande très-chaude à un chien, *l'instinct* le fait se précipiter dessus, il se brûle et le lâche : guidé par la réflexion, il se couche à côté, ne perd pas son morceau de vue, puis, quand il le croit froid, il le mange. Je suis sûr que si vous recommencez le lendemain, il ne se précipitera plus sur la viande ; il aura *mémoire* de sa douleur de la veille.

Un chien qui était à la campagne, avait habitude d'aller tous les dimanches à la ville, où il était conduit chez son maître par un domestique. L'hiver venu, le domestique restait continuellement à la ville et le chien à la campagne ; malgré cela, chaque dimanche, à midi, le chien arrivait à l'heure du dîner, on le recevait bien et il repartait le soir.

Le chien est donc capable de *connaître la durée du temps et de l'apprécier*.

Que l'on ne croie pas que nous altérons la vérité à plaisir, et encore moins que nous nous faisons l'écho de ces interminables hâbleries de chasseurs, écloses

le soir auprès du feu, alors que chacun raconte ses
prouesses de la journée et celles de son chien, qui est
toujours le meilleur, c'est admis. Non, les faits que
nous citerons sont réels, émanent de gens dignes de
foi, et sont puisés à des sources certaines.

Un pauvre chien, *un roquet*, râlait sur un amas d'or-
dure où il fut ramassé par un soldat qui, le cachant
sous sa capote, le porta à sa caserne où il le soigna
tendrement. Au bout de huit ou dix jours, ordre fut
donné à ce soldat de porter ce chien hors de la caserne ; il fallut obéir. Il prit le roquet dans ses bras et
alla tristement le déposer dans un coin des murs exté-
rieurs où il lui amassa un peu de paille, le pauvre roquet le regardait et lui léchait les mains ; chaque jour
le soldat venait le voir, mais un jour ayant manqué, le
pauvre chien réunit ses forces et s'avança vers la porte
de la caserne. Deux fois il fut rudement repoussé (car
la consigne était d'en empêcher l'entrée aux chiens),
alors faisant un suprême effort, il s'élança, reçut au passage un énorme coup de crosse qui le fit rouler sur lui-
même, mais il était entré ; il se releva sans pousser un
cri, courut à la chambre de son maître, qu'il trouva
lui-même malade et couché, sauta sur le pied de son lit,
lui lécha long-temps les mains et mourut les yeux fixés
sur ceux du pauvre soldat, qui ne pût retenir ses larmes
lorsqu'il apprit ce qui s'était passé. Le coup de crosse
avait mortellement blessé le pauvre animal.

Ce fait prouve que le chien peut avoir de la *recon-
naissance*; nous le tenons d'un témoin occulaire et il ne
date que de 1847.

Le chien possède le courage à un haut degré, on a
vu des chiens très-faibles lutter contre des loups ou
d'autres animaux pour défendre leur maître ; qui de
nous n'a vu le chien de nos cantonniers ou de nos

paysans se coucher sur les habits de leur maître, et s'élancer sur ceux qui font mine de les prendre?.

A côté de son courage, le chien possède une autre qualité qui accompagne la force, il est généreux ; les chiens les plus gros attaquent bien rarement ceux qui sont plus faibles et ne font nulle attention aux taquineries des petits.

Nous savons tous que le chien est l'emblême de la fidélité, — fidélité désintéressée, — car les appas ne peuvent lui faire trahir la confiance de son maître. Chaque jour on trouve, dans les rues des grandes villes, des chiens surveillant des charrettes ou des paquets, et malgré les ruses des voleurs, le chien ne se laisse pas détourner de son devoir.

Quel est l'animal qui se montre plus soumis, plus attaché à son maître?..

Qui ne connaît l'histoire touchante du chien de Montargis, qui découvrit l'assassin de son maître et qui, malgré la massue dont cet homme était armé, lui sauta à la gorge, le renversa et le força d'avouer son crime?..

Mais voici une anecdocte qui, plus que toutes les autres, prouve le dévouement réfléchi, *l'intelligence raisonnée* du chien.

Un fait reconnu dans les colonies sujettes aux tremblements de terre, c'est que les chiens sont les premiers qui pressentent ces terribles événements en poussant des hurlements lugubres.

Or, voici ce qui arriva à Lima (Pérou) * : Vers quatre heures du matin, un espagnol, don Herrera, fut éveillé ainsi que sa famille par les hurlements de son chien, qui était venu jusqu'à sa porte après avoir brisé la corde qui le retenait.

* Histoire gén. des voyages.

Vainement Herrera menaça le fidèle animal ; il se couchait à ses pieds, puis, marchant vers le jardin, se retournait, et voyant que son maître ne le suivait pas, revenait en hurlant près de lui. Un instant don Herrera fut sur le point de tuer son chien craignant qu'il ne fût enragé, mais ayant remarqué que l'animal se calmait quand il se dirigeait vers le jardin, il le suivit. Il trouva à la nature un aspect sinistre ; il appela sa femme, ses domestiques, et tous suivirent le chien qui témoignait sa joie en remuant la queue sans cependant cesser ses hurlements. Ils étaient à peine dans la campagne, qu'une affreuse secousse de tremblement de terre se fit sentir, et fut aussitôt suivie de deux autres qui renversèrent toutes les maisons de la ville et en engloutirent une partie.

N'y a-t-il pas dans ce fait un dévouement raisonné ?.. Cela doit être, car l'instinct seul aurait poussé le chien à fuir au plus vite le danger.

Je m'arrête : le sujet est inépuisable, les anecdotes historiques à la louange du modeste animal qui nous occupe sont sans nombre, et je ne veux pas fatiguer le lecteur.

Pauvre chien ! souffre-douleur de l'homme quand tu ne partages pas sa misère ; toi qui ne sais que lécher la main qui te frappe, aimer ton maître et mourir pour lui ; puissent ces lignes te valoir quelques soulagements, et engager ceux qui t'élèvent à s'occuper un peu plus de calmer tes souffrances dans tes maladies !....

On va nous dire ?.... Vous êtes orfèvre, *M. Josse ?....* Oui, nous sommes vétérinaire ; oui, nous prêchons pour notre paroisse, et nous avons le courage de l'avouer : mais qui donc osera dire que la cause que nous soutenons n'est pas juste ?....

De toutes parts, pour répondre à nos vues intéressées, le médecin et le vétérinaire ont cherché et trouvé des moyens propres à la conservation des animaux domestiques ayant de la valeur, et on a négligé le chien.

Le croirait-on, les seuls ouvrages publiés sur le chien, ouvrages de quelque valeur, ont été traduits de l'anglais. En France, il faut parcourir les livres de vénerie pour trouver quelques idées superficielles et des remèdes de bonnes femmes.

Notre livre vient donc, sinon combler, du moins aider à combler une lacune qui existe en médecine vétérinaire.

Un vieux proverbe anglais dit : « Qu'un *Gentleman* se reconnaît à son cheval, à son faucon et à son chien », et dans un vieil auteur normand, dont le nom nous échappe, on trouve, au sujet des chasses *à courre* et des soins à donner aux chiens, la phrase suivante : « Enfin, chacun doit songer qu'aimer les dames, les chevaux et les chiens, sont péchés mignons de gentilshommes ».

Avis à la génération actuelle.

UTILITÉS DU CHIEN.

UTILITÉS DU CHIEN.

—

Tout le monde se plaît à reconnaître l'utilité du
chien, mais ce que l'on ignore généralement, c'est la
diversité des services qu'il a rendus et qu'il peut rendre.

La première fois que l'on a tiré parti du chien, on
l'a employé à la garde des troupeaux, chez les peuples
pasteurs; à la chasse, chez les peuples nomades.

Dans les temps reculés où l'homme, presque sans
armes, était en guerre permanente avec des animaux
sauvages et destructeurs, le chien fut son premier
allié, il partagea sa vie avantureuse et la nourriture
acquise par son travail.

Plus tard, quand on éleva des troupeaux nombreux,
soumis peut-être à la loi de l'homme par la toute puissante coopération du chien, il devint le gardien vigi-
lant, fidèle, intrépide du troupeau, le guida dans sa
marche et brava la mort pour le défendre.

Ce que le chien fit alors sur une grande échelle et
avec des dangers sans nombre, il le ferait encore aujourd'hui si cela devenait nécessaire; mais, grâce à
Dieu, et aux progrès de la civilisation, le nombre des
animaux féroces est très-restreint, sauf cependant dans
quelques contrées de la France. Vers les Alpes et les
Pyrénées, par exemple, la mission de la garde des

troupeaux est une mission de surveillance dont il faut reconnaître que les chiens s'occupent avec soin, dévouement, intelligence ; et l'on ne saurait les voir, conduisant leurs troupeaux au moindre signe du berger, sans éprouver de la surprise et même de l'admiration.

A la chasse, le chien a dû se façonner aux ruses du gibier, à la nature du pays, aux moyens de destruction employés par l'homme ; et nous ne savons pas que son intelligence ait fait défaut à aucune époque.

De nos jours, la chasse est pour lui moins fatiguante, c'est pour le chien d'arrêt une longue promenade ; il chasse sous l'œil de son maître, et quand il est bien dressé, il ne pointe jamais sur le gibier manqué. La grande chasse à courre seule et celle du lièvre, exigent beaucoup d'ardeur, d'agilité et de vigueur. C'est merveille de voir une bonne meute sur la voie, de la suivre de l'œil dans sa course, et de voir la sagacité avec laquelle un bon chien de tête relève un défaut sans le secours d'un piqueur. Nous savons des chiens semblables qui ont été payés quinze cents francs et deux mille francs pour la meute du duc d'Orléans, et on citait il y a vingt-cinq ans dans le *Yorkshire*, un lévrier de la grande espèce appelé *Snowball* (pelotte de neige), qui ne couvrait les chiennes qu'au prix de *trois guinées*. Cela seul peut donner une idée de la valeur des chiens de race.

Il n'entre pas dans notre cadre de décrire les diverses chasses actuelles et les services que le chien rend dans chacunes d'elles, ce fait étant connu ; nous jugeons inutile de nous y appesantir davantage.

Lorsque les hommes, réunis en corps de société, en nation, eurent des intérêts en litige et se firent la guerre, là encore, ils songèrent à utiliser leur compagnon fidèle, le chien.

Comme ce sujet du chien employé à la guerre se rencontre dans quelques auteurs anciens et qu'il a été rarement traité de nos jours, sauf dans quelques livres militaires, *les œuvres du général Bardin*, *les esquisses de M. A. Pascal*, *etc.*, nous allons donner quelques détails historiques sur les faits d'armes de la race canine, depuis les temps anciens jusqu'à nos jours.

Je dis jusqu'à nos jours, car j'ai lu qu'en 1836 encore, la compagnie franche qui défendait Bougie, avait confié la garde de ses blockhaus à des chiens.

Polybe raconte qu'Agésilas assiégeant Mantinée à la tête des Lacédémoniens, et se défiant de ses alliés, qui entretenaient des communications avec la place, imagina d'établir aux avant-postes, des chiens qui faisaient raison des transfuges; et il s'en trouva bien.

On voit encore dans les œuvres du même écrivain, qu'un roi de Lydie, Aliastes, allant combattre les Cimméniens, prit pour auxiliaires d'énormes chiens, qui, les jours d'action, chargeant à propos les ennemis, procurèrent la victoire aux Lydiens. Il raconte de même que Philippe, devant envahir le pays des Arbéliens, dont le sol était montagneux et boisé, avait joint à ses troupes des chiens dressés à chercher les barbares habitants de la contrée.

Élien racontant une bataille gagnée par les Magnésiens sur les habitants d'Éphèse, dit que les premiers ne dûrent la victoire qu'aux chiens qu'ils employèrent; il assure aussi que les Colophoniens tenaient sur pied des cohortes de chiens qu'ils employaient comme avant-gardes, et qu'ils jetaient un grand désordre dans les rangs ennemis par la vivacité de leur attaque.

Pline, loin de regarder les chiens comme méprisables

à la guerre, en fait l'éloge et les considère comme d'utiles et puissants alliés, d'autant plus précieux sous le rapport tactique, qu'ils ne lâchaient plus prise une fois engagés, ne fuyaient jamais et, ajoute-t-il ensuite avec une légère pointe d'ironie contre les militaires d'alors : «ils ne sont point exigeants sous le rapport de la solde, de l'armement et des honneurs. (*Erant fidissima auxilia, nec stipendiorum indigna*).

S'il faut en croire ce même Pline : un roi détrôné par les Garamantes ne recouvra sa couronne qu'avec l'aide d'une troupe de deux cents chiens ; il revint de l'exil sous leur protection : (*Garamantum regem canes ducenti ab exilio reduxere, prœliati contra resistentes.*)

Lorsque le fameux Brenn ou chef gaulois, que les Romains nommèrent Brennus, vint attaquer Rome, il était sur le point de s'emparer du Capitole, quand des oies éveillèrent les Romains par leurs cris. — A ce propos, faisons remarquer qu'il serait fort à désirer que les cris des oies fussent toujours aussi utiles. — Les Romains s'étaient fiés à la vigilance des chiens placés dans la première enceinte. C'est le seul reproche que l'on puisse faire aux chiens pendant tout le temps de leur carrière militaire. Pour les punir, on avait créé à Rome des cérémonies dans lesquelles on promenait une oie sur un palanquin, à côté d'un chien crucifié. Cicéron, Tite-Live, Végèce témoignent hautement de ces faits et nous apprenent que le trésor public avait pourvu à l'entretien des chiens pour la garde du Capitole, jusqu'à l'époque où cette allocation fut affectée aux oies.

Dans l'histoire du moyen-âge, le chien continua ses services; ainsi M. de Barante nous dit, qu'à la fameuse bataille de Morat, livrée par Charles-le-Téméraire, duc de Bourgogne, aux confédérés Suisses, en 1476, peu avant la fin de la lutte, qui fut une victoire pour les Confédérés, « une troupe nombreuse de chiens de montagne avait rencontré d'autres chiens du camp ennemi et leur donnait la chasse. A Granson aussi, dit le même écrivain, les chiens de montagne des Confédérés entamèrent l'action à l'encontre des chiens bourguignons. »

L'histoire d'Angleterre est remplie de récits de grandes batailles dans lesquels les chiens d'Écosse jouèrent un grand rôle.

L'archevêque d'Upsal, Olaüs Magnus, écrivain consciencieux, a composé dans le seizième siècle l'histoire des mœurs et des guerres des peuples du nord. On y voit que les finlandais étaient fort habiles à dresser leurs chiens à combattre contre la cavalerie; ils sautaient aux nez des chevaux qui se cabraient et tombaient à terre vaincus par la douleur. Il rapporte aussi que Henri VIII, roi d'Angleterre, envoyant une armée auxiliaire à Charles-Quint qui se disposait à combattre François 1er, mit à la solde du monarque Espagnol une troupe de quatre cents chiens anglais.

Nous ne savons ce qu'il advint de ces chiens, mais aucun ouvrage traitant des guerres de François 1er n'indique que les Français aient eu à lutter contre ces animaux.

Les rois d'Écosse surtout, n'eurent garde de négliger cette tactique et d'employer ce moyen économique pour soumettre les Clans révoltés. Walter-Scott en parle comme d'une chose fort commune (*Dame du Lac*).

Qui ne connaît le dicton populaire au sujet des hommes dont les jambes sont minces : « *Il est allé à Saint-Malo* » ?...

Voici le fait qui lui a donné naissance : la ville forte de Saint-Malo fermait ses portes à nuit close et lâchait des chiens de garde autour de ses remparts ; ces chiens évitaient toute surprise et empêchaient en même temps les fraudeurs de pénétrer de nuit dans la ville. Le matin, les chiens rentraient dans une espèce de caserne où ils étaient entretenus aux frais de la municipalité. Leur vigilance à toute épreuve ne fut jamais trompée, mais comme ils étaient d'une grande férocité, le le fait suivant, arrivé en 1770, fut cause de leur licenciement.

Un officier de marine, ignorant les usages de la ville et débarqué imprudemment de nuit, fut attaqué, poursuivi, traqué dans la mer, où il périt dévoré et noyé. Cet excès de zèle, nous l'avons dit, fut le signal de la suppression de *ces soldats du guet*.

La conquête du nouveau monde, cette série interminable d'atrocités, réussit en grande partie par la nouveauté des armes que les Espagnols employèrent contre des hommes demi-nus, et aussi, grâce aux secours des chiens.

Presque tous les historiens s'accordent à dire qu'ils tirèrent plus de services de leurs chiens que de leur artillerie, parce que des dogues et de grands lévriers sans cesse sur la piste, nourris uniquement de chair humaine, pénétraient dans les réduits les plus cachés pour y chercher leur vie et leurs victimes. Le régiment de chiens de *Vasco Nugnès*, étrangla à lui seul plus de deux mille Américains. Au reste, la cour d'Espagne reconnaissant les exploits de ces animaux, décréta qu'il leur serait servi une solde régulière destinée à leur entretien. *Fabro* (en 1777) dit que dans un ancien état militaire de la chancellerie d'Espagne, il est fait mention du dogue *Bézerrillo*; on lui payait deux réaux par semaines pour ses bons et loyaux services. Voici du reste quelques détails sur ce chien, détails qui prouvent qu'il valait mieux que quelques uns de ses maîtres : Vasco Nugnès, de Balboa, assure qu'il savait distinguer les Américains ennemis de ceux avec lesquels on vivait en paix ; aussi, redoutaient-ils plus dix Castillans avec ce chien que cent Castillans sans lui. Avant la guerre, ils lui donnaient pour l'appaiser la même portion qu'à un arbalétrier, non-seulement en vivres, mais en or, en esclaves et autres choses que son maître recevait pour lui. Voici une preuve de discernement et une leçon d'humanité qu'il donna en même temps à quelques barbares Castillans :

Un jour des aventuriers (car le nom de soldat est trop noble pour de pareilles gens), résolurent de faire dévorer une vielle américaine qui leur déplaisait : ils la chargèrent d'une lettre qu'elle devait porter à quelque distance et lorsqu'elle fut éloignée , ils lâchèrent Bézerrillo comme ils avaient coutume de le faire quand un esclave se sauvait du fort. Cette pauvre femme voyant le chien accourir furieusement, prit une posture suppliante, lui montra la lettre et lui dit : « Seigneur, je ne fuis pas, je vais porter cette lettre à des chrétiens, ne me faites pas de mal ! » A ces mots, le chien s'adoucit comme s'il comprenait , il la flaira , tourna autour d'elle, leva la jambe et....; puis il revint au fort sans lui faire aucun mal.

Les milices Piémontaises s'aidèrent dans le seizième siècle de chiens réunis par bandes de deux cents , dont l'utilité se signala dans leurs guerres de montagne

Les Turcs et les Bosniaques avaient, pour veiller à la sûreté de leurs camps, des chiens qui déchiraient à belles dents les ennemis qui se présentaient. *(Guerres des Turcs, de 1769 à 1774).*

Au siège de Dubitza (en 1788), les chiens turcs éventèrent l'ouverture de la tranchée ; ceux d'une troupe d'avant-garde, campée à Gino-Berdo, formaient une ligne avancée que les patrouilles ne purent percer.

Lors de la révolte de la Jamaïque, que les Anglais appelèrent la guerre des marrons, on acheta à Cuba une grande quantité de chiens pour combattre les esclaves révoltés, mais ceux-ci firent leur soumission avant l'emploi de cette ressource.

Lors de notre expédition de Saint-Domingue, on voulut se servir de chiens : Voici à ce sujet ce que l'on trouve dans l'ouvrage de M. A. Pascal (*Esquisses militaires*) : Un personnage d'un nom historique, qui n'a pas survécu à cette campagne où il s'était distingué, le vicomte de N... fut chargé après la mort du Capitaine général, d'aller chercher à Cuba une garnison de chiens de l'espèce de ceux dont s'était servis jadis les Espagnols ; il acheta une meute de deux cents bêtes ; il fut trompé sur la race et sur le prix, car il donna des sommes exorbitantes pour des animaux qu'il crut de la race des *Buscadores* (chercheurs dans les bois ou forestiers), et qui n'étaient que de vils parasites ramassés par les brocanteurs dans les rues de Santiago. La meute transportée à Taïti y fut exercée de manière à se raffermir sur les principes ; pour la façonner à ses fonctions, on lui abandonnait, dit-on, de temps en temps, des prisonniers noirs, dont la curée était l'affaire de quelques minutes.

On crut trop tôt à l'instruction solide et au dévouement politique de cette troupe, la bassesse de son origine se décela bientôt.

Avant d'être sûr du savoir-faire imperturbable des auxiliaires quadrupèdes, on les conduisit à l'attaque d'un morne, où les Français échouèrent ; en vain, deux braves sapeurs gravirent jusqu'à l'entrée du fort et s'y firent tuer, les assiégeants furent criblés, rejetés du haut en bas de la montagne et nos chiens se mirent à dévorer nos blessés... Cet acte d'indiscipline, ce manque d'éducation ou cette erreur de l'appétit, décidèrent du sort de la meute ; ce discernement aristocratique qui fait tant d'honneur aux vrais *Buscadores*, cet instinct qui juge si habilement la saveur des viandes de couleur, manqua tout à fait à nos faux *Buscadores* et ils le payèrent de leur vie.

A ce récit de M. Pascal, nous devons ajouter que ce fut à la grande joie de nos soldats, que cette manière de combattre révoltait.

Pour terminer ce long récit sur le *chien guerrier*, ajoutons qu'un ordre militaire appelé l'ordre du Chien, fut fondé en 496, par Loyse de Montmorency, pour perpétuer le souvenir du baptême de Clovis et de ses chevaliers. Cet ordre consistait en un collier ou chaîne d'or à laquelle pendait un chien de même métal.

Si la maison de Montmorency prit un chien pour cimier de ses armes, c'est sans doute la fidélité du chien qui lui valut cet honneur, et peut-être aussi les premiers Montmorency voulurent-ils, par cet excès de protestation de fidélité au roi, faire oublier l'époque où sous le nom de sire de Brulart ils saccageaient les terres de l'abbaye de Saint-Denis et rançonnaient les habitants de Paris.

Les brillants services militaires du chien ne sont pas ceux qui plaident le plus en sa faveur à nos yeux, et nous le répétons : nous l'aimons mieux quand il guide l'aveugle, ou traîne péniblement la charrette du perclus.

Souvent les chiens ont été soumis à un travail utile, comme le serait un homme de peine ; nous avons vu deux chiens, dans une roue à tambour, faire marcher une machine qui exigeait le travail assidu de deux hommes se relevant d'heure-en-heure. Le propriétaire de ces deux animaux était un coutelier qui mettait en mouvement, par leur moyen, une meule à repasser et à polir. Les hommes lui coûtaient 2 fr. chacun, soit 4 fr. les deux, et cela au minimum, tandis que la nourriture et l'entretien des deux chiens lui revenait à 0 fr. 90 c.

Nous pourrions citer à Bordeaux quelques couteliers se servant du même système ; nous avons été appelé à soigner leurs chiens.

Nous en avons vu tournant des roues pour faire monter l'eau nécessaire à des arrosements ; enfin, nous en voyons chaque jour (moins qu'il y a quelques années) employés comme animaux de trait et attelés, soit à la petite voiture des bouchers, soit à celle des boulangers, etc, etc. — Après ces emplois d'utilité première, il en est un qu'il ne faut pas oublier, c'est l'emploi du chien comme moyen de distraction.

Souvent le grave penseur interrompra son aride travail de cabinet pour suivre les mouvements du chien qui vient près de lui réclamer une caresse ; souvent la jeune femme oisive dans son salon, fermera son auteur favori ou laissera son ouvrage pour suivre de l'œil les joyeuses gambades de son gracieux et souple stuart, ou de son aristocratique levronne.

Le chien plaît par sa douceur, ses caresses ; il amuse par la rapidité de ses mouvements, l'étrangeté de ses folles joies, alors qu'il manifeste son plaisir par des bonds, des courses circulaires et des cris joyeux. S'il est un moyen de distraction pour les oisifs, il est un besoin pour les personnes, qui seules et isolées dans le monde, ne sont plus assez riches pour acheter d'autre affection que la sienne.

Pressé de terminer cet article j'allais oublier un

fait que l'on vient de me confier, et qui prouve une fois de plus l'utilité du chien sous un nouveau rapport.

M. Hector G...., fils d'un de nos braves généraux mort il y a quelques années, a élevé dans son château de Caumon (Aude), une petite chienne qui lui fut donnée très-jeune et dont la race est indiquée par le nom de Terrière d'Écosse.

Cette petite chienne, qui répond au nom de Fifie, est d'une intrépidité extraordinaire pour détruire toute espèce d'animaux nuisibles ; la personne dont nous tenons ces faits, lui a vu détruire sous ses yeux, une énorme couleuvre qui, mesurée, avait trois pieds et demi de long.

Dans la rivière qui borde la propriété de Caumon, on rencontre souvent un espèce de serpent jaunâtre, à tête très-aplatie, dont on croit la morsure très-venimeuse.

Cette petite chienne se jette à l'eau dès qu'elle les aperçoit, les saisit près de la tête et les tue. Dans une seule saison (1853), elle a détruit huit couleuvres de différentes longueurs et une douzaine de serpents d'eau sous les yeux de son maître. Mais comme elle passe les nuits dehors et qu'elle court seule une partie de la journée, elle a dû détruire un bien plus grand nombre de ces dangereux reptiles. Malgré cela, elle est encore excellente pour la chasse aux lapins.

Si cette faculté d'attaquer et de détruire les reptiles appartient à cette race, de même que celle qu'elle a aussi de détruire les rats, il serait fort utile de la propager dans nos contrées méridionales où elle rendrait d'immenses services pour la destruction des serpents.

Avec cette compagne, M. Hector G.... ne fait aucune difficulté pour s'endormir dans un bois, dans un pré

ou sous des fourrés, car sa petite chienne le garantit
de tout danger.

Et c'est ici le cas de parler de cette belle et bonne
race de chiens de Terre-Neuve, dont les qualités sont
appréciées à juste titre.

A une grande taille, ils joignent une force remarquable qui n'a d'égale que leur bonté. Leurs longs poils sont
soyeux, leur tête est intelligente et ils ont une façon
toute particulière de la porter. Ces chiens aiment
l'eau et nagent avec une grande facilité ; ce que nous
avons dit du port de leur tête leur est très-avantageux;
elle est droite et totalement hors de l'eau ; ils plongent
avec facilité, et vont chercher même dans des endroits
profonds les objets qu'on leur jette.

Pour utiliser la faculté qu'ils ont, on avait songé à
établir à Paris, sur les quais, des postes de chiens de
Terre-Neuve qui devaient secourir les personnes tom-
bées à l'eau. On en avait dressé à plonger et rapporter
du fond de la Seine des mannequins qu'ils saisissaient
par la nuque. En 1849, plusieurs de ces chiens furent remis aux gardes chargés de surveiller les abords
de la rivière et ils rendirent de grands services. Nous
ne savons si l'idée de les employer sur les quais de
Paris fut mise en exécution, mais nous en avons vu
dans tous les endroits fréquentés par les nageurs.

A Saint-Cloud, dans la seule année 1847, le chien
de Terre-Neuve d'un pêcheur préserva trois individus
d'une mort certaine.

A Chatoux, dans l'île de Croisy, si fréquentée par le
monde artistique de la capitale qui vient s'y baigner
du matin au soir, — grâce à l'hospitalité de son propriétaire et à la commodité de ses baraques à l'usage
des baigneurs, — un chien magnifique de cette belle

race de Terre-Neuve est cité pour avoir sauvé plus de
quinze personnes en quatre ans.

Nous tenons de source certaine que cette race de
chiens est très-répandue dans les villes et villages des
environs de Paris situés sur les bords de la Seine.
On en trouve à Asnière, Neuilly, Saint-Cloud, Bou-
gival, Croissy, Marly, Lucienne, etc., et on a remarqué que depuis cette époque les accidents, si fréquents
autrefois, le sont bien moins quoique dans une proportion encore déplorable.

Dans cette espèce les doigts des pattes sont liés entre
eux par une membrane qui se prolonge plus que chez
les chiens des autres races, vers l'extrémité des doigts,
ce qui fait dire d'eux qu'ils ont les pattes palmées
faisant l'office de nageoires. Les pattes des oies et des
canards sont ainsi conformées.

INSTRUCTION

ET

DRESSAGE DU CHIEN.

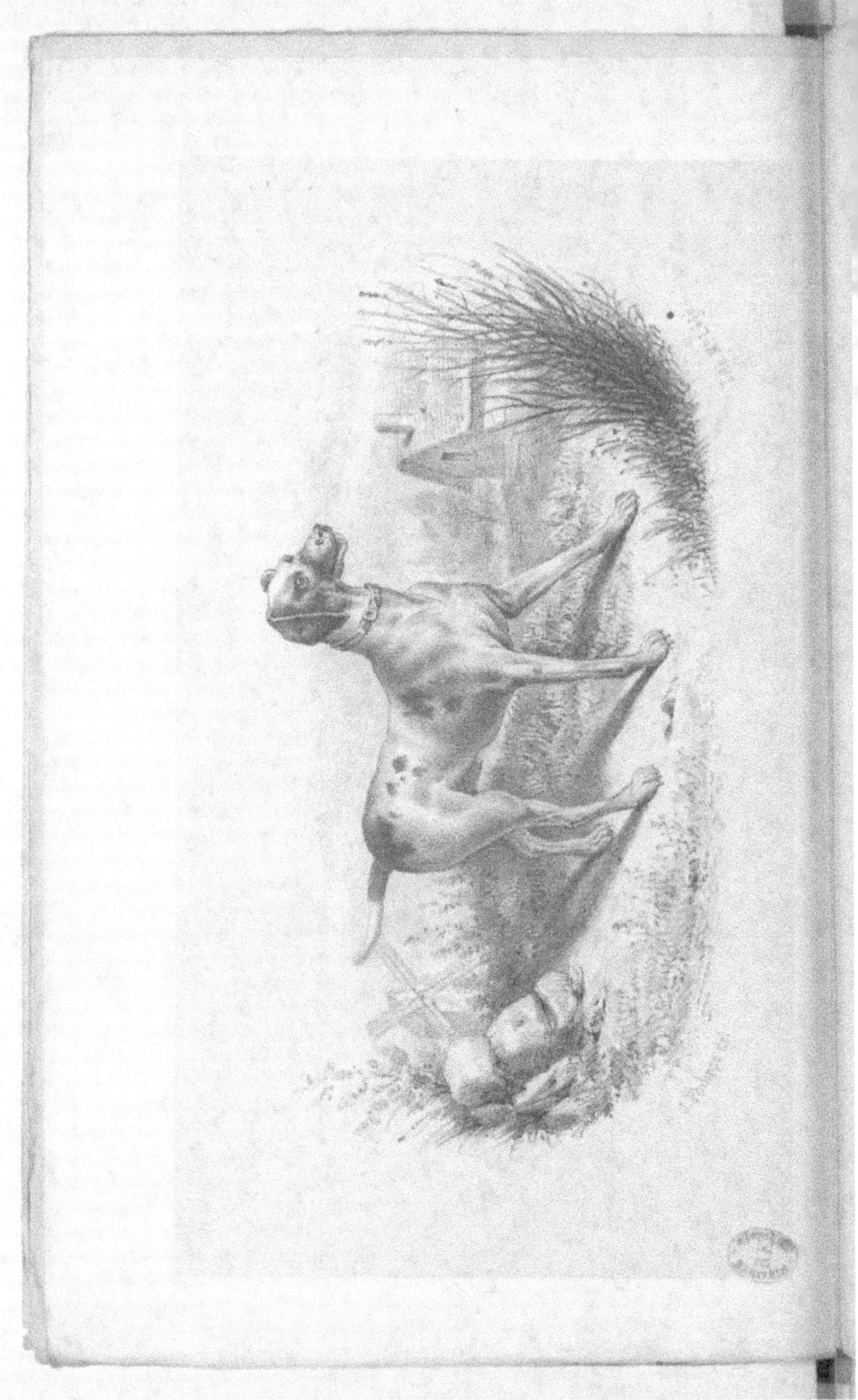

INSTRUCTION

ET

DRESSAGE DU CHIEN.

—

En commençant par l'instruction des jeunes chiens, nous n'avons que peu de choses à dire; il ne sera donc question que des soins généraux à leur donner pour leur faire perdre des habitudes nuisibles à leur santé, les rendre propres, soumis et obéissants.

C'est là tout ce que l'on peut exiger jusqu'au moment venu de donner aux chiens une éducation spéciale pour le but auquel on les destine, et si l'on a suivi nos conseils, ils seront mieux préparés et l'on aura moins de peine à les dresser.

Dès l'instant où les jeunes chiens ont atteint l'âge de deux mois et qu'ils ont quitté la mamelle, on peut les séparer sans danger de la mère, mais il faut dans les premiers temps ne pas les laisser dans des endroits isolés ou enfermés, car sans cela ils deviendraient sauvages. Il faut aussi quand ils sont jeunes, et petit-à-petit, les habituer au collier et à la chaîne ainsi qu'à la muselière. Dans certains cas, lorsqu'on a trop tardé, j'ai vu des chiens se régimber, courir, sauter comme des fous et même tomber dans des attaques d'épilepsie.

Il est bien entendu que cette captivité ne doit pas être longue et se renouveler plusieurs fois par jour, ne fût-ce qu'un quart-d'heure chaque fois, sans cela, il arriverait alors que les jeunes chiens trop souvent mis à l'attache deviendraient faibles, rachitiques, et auraient souvent des membres déformés.

Pour se faire connaître des jeunes chiens, il faut leur porter soi-même leur nourriture, les caresser et ne les gronder que lorsqu'ils sont en faute. Il est bien rare qu'un jeune chien fasse deux fois des ordures dans un lieu, si on l'a corrigé en les lui montrant; et avant peu de jours, il attend que les portes soient ouvertes pour sortir, il faut alors faire attention pour les lui ouvrir.

Ce sont des niaiseries, mais c'est en les négligeant que l'on rend les chiens malpropres, et volontaires au point d'être très-désagréables aux étrangers.

On peut aussi les habituer de bonne heure à ne pas sauter sur les lits et les meubles.

Il faut redoubler d'attention au moment où tombent les dents de lait, c'est-à-dire vers l'âge de six à sept mois; car les chiens rongent et détruisent tout ce qu'ils trouvent. (Il en est de même à l'âge d'un mois, quand paraissent les dents de lait.) Il faut alors leur donner une pelotte ou un bâton de bois tendre que l'on les laisse libres de mâcher et de mordre à volonté. On doit encore faire sortir souvent les jeunes chiens pour les habituer au bruit des rues, dont ils sont épouvantés les premiers jours.

En appelant à soi les jeunes chiens, en leur faisant des caresses et leur offrant quelques friandises quand ils obéissent, ou en les grondant quand ils refusent d'obéir, on ne tarde pas à les dompter et à les rendre obéissants.

Les levrons et levronnes sont plus difficiles à assouplir que les autres espèces.

Ces quelques conseils ne s'adressent qu'aux personnes qui élèvent des races de luxe destinées à vivre dans les appartements. Les chiens de forte taille ou de rude espèce élevés en plein air, soit dans les basses cours, soit dans des chenils, sont soumis à d'autres moyens d'instruction.

L'odeur des écuries paraît être favorable aux jeunes chiens débiles; il en est de même des étables. On fera donc bien, chaque fois que cela sera possible, de faire coucher les chiens dans des écuries ou des étables, et de les faire courir le jour pendant quelques instants, avant de les renfermer dans les appartements.

Il est bien entendu que pour les chiens que l'on veut garder près de soi, ce séjour dans les écuries doit cesser aussitôt que la santé est rétablie, car l'odeur dont ils sont imprégnés est peu agréable dans l'appartement de l'homme du monde ou le boudoir de la petite maîtresse.

Pendant que les chiens sont jeunes, on peut profiter de l'habitude qu'ils ont de courir après les objets qu'on jette pour leur apprendre à rapporter sans peine. Il suffit de les appeler à soi et de les caresser pour leur faire lâcher ce qu'ils tiennent dans la gueule, puis de leur donner quelques friandises; on est ensuite tout étonné de les voir venir d'eux-mêmes mettre à vos pieds les objets qu'ils ont trouvés. Si on attendait trop, il faudrait alors avoir recours aux moyens de correction et au collier de force.

Ce collier est fait de deux manières : c'est une bande

de cuir dans laquelle on a planté des clous qui dépassent, et sur le côté où se trouvent les têtes des clous, on coud solidement une autre bande de cuir qui les empêche ainsi de sortir. On met ce collier autour du cou, la pointe des clous en dedans; mais il doit être assez large pour ne pas piquer le chien. A ce collier est fixé une corde que l'on tient, et lorsque le chien que l'on appelle ne veut pas venir, on tire la ficelle par secousses, le collier le pique, et le chien s'approche pour éviter la douleur.

L'autre collier de force, qui est je crois préférable, parce qu'il n'est pas comme le cuir du premier, sujet à se durcir, est celui qui est fait en forts fils de fer, dont les chaînons en forme de porte-agrafes ont les deux branches courbées en dedans et aiguisées en pointes. Cette espèce de chaîne est terminée par deux anneaux en fer par lesquels passe la corde.—Ces colliers se trouvent chez les armuriers et les marchands d'articles de chasse.

On s'en sert rarement pour les chiens de luxe; cependant, par leur moyen, on peut habituer ceux de ces chiens qui craignent l'eau à s'y précipiter au moindre commandement. Il suffit de tenir en main la corde du collier, de se mettre de l'autre côté d'une petite rivière ou d'une pièce d'eau, d'appeler le chien à soi et de tirer par secousses progressives; le chien finit par céder et se met à la nage. Par ce moyen, souvent répété, nous avons vu soumettre des chiens qui avaient une grande frayeur de l'eau, et ils s'y jetaient ensuite au moindre signe et souvent d'eux-mêmes.

Chaque fois que le chien obéit, même à regret et cédant au collier de force, il faut le caresser.

Comme la douceur est préférable à la violence, il faut autant que possible éviter de se servir du collier de

force et ne l'employer qu'à la dernière extrémité et
sur les natures rebelles.

Au reste, l'éducation d'un chien de salon ou d'un
chien destiné à vivre avec son maître est complette
lorsqu'il sait respecter les meubles, ne pas faire ses
ordures dans les chambres et obéir au moindre signe.
Nous avons indiqué les moyens pour obtenir ces résultats.

Nous allons donner quelques principes pour dresser
les chiens à la chasse; relativement aux conseils à donner pour le choix des chiens ils ne peuvent porter que
sur la forme; choisissez donc les mieux conformés;
pour la couleur, prenez celle qui vous convient le
mieux; quant à l'odorat, à la sagacité, à l'obéissance,
vous n'en jugerez qu'à l'œuvre : ces qualités sont communes aux chiens de toutes races, sauf aux lévriers
qui ont peu d'odorat et plus de vitesse.

Une chose généralement admise, c'est que le bon
chasseur fait le bon chien ; donc si vous ne pouvez
vous occuper vous même de dresser le vôtre, ne le
confiez pour l'instruire qu'à un maître chasseur. Cependant rien n'est facile comme de dresser soi-même un
chien, en même temps que rien n'est plus avantageux
pour l'animal comme pour le maître.

Quand le chien est obéissant il n'a que trois choses
à apprendre, — choses faciles , — la première, à rapporter; la seconde, à tenir l'arrêt et la troisième, à
aller à l'eau.

Cela fait, son instruction est complète.

Nous avons indiqué la manière de rendre un chien
soumis, c'est d'être souvent avec lui, de le faire venir
à soi et de le caresser, ce qui est excessivement facile. On ne doit le gronder d'abord et le battre ensuite

qu'alors qu'il refuse ou tarde à venir à une parole, à un geste.

Nous avons indiqué de même la manière de faire rapporter un chien en jouant ; s'il n'avait pas le rapport assez sûr, voici la manière de le dresser.

On lui montre un morceau de bois appelé chevalet, — long de 30 à 40 centimètres, traversé aux deux extrémités par des chevilles en bois qui le soutiennent à 6 centimètres de terre pour que le chien puisse le saisir. — Cela fait, on le jette à quelques pas et on l'indique au chien en disant : apporte. Si le chien ne comprend pas, il faut le guider soi-même vers le chevalet, le lui mettre dans la gueule et se faire suivre jusqu'au point d'où l'on est parti. Arrivé là, on lui retire le chevalet, on le rejette en recommençant la leçon, et il est bien rare que l'on ne parvienne, avant peu, à voir le chien courir de lui-même au chevalet et l'apporter en échange d'une caresse qu'il faut toujours lui donner, et d'une petite friandise qu'il faut lui accorder quelquefois.

Quand le chien sait rapporter le chevalet, on lui jette une perdrix empaillée ou une peau de lièvre bourrée de foin qu'il apporte de même.

Le chevalet a cela de bon, qu'il apprend aux chiens à saisir par le milieu tout ce qu'on lui jette.

Si ces moyens ne suffisent pas, — parce que le chien n'a pas reçu étant jeune les quelques leçons dont nous avons parlé, — il faut alors employer le collier de force, tirer le chien vers le chevalet, aller ensuite à quelques pas, appeler l'animal, et s'il se refuse d'obéir, tirer encore la corde du collier pour l'amener à soi.

Ce moyen de violence ne doit, selon nous, s'employer qu'en dernier lieu et lorsque la douceur n'a pu vaincre la sauvagerie ou l'entêtement du chien.

Une quinzaine de leçons suffisent, dans l'un et l'autre cas, pour dresser un chien à bien rapporter.

Relativement à l'arrêt, on ne le donne pas facilement aux chiens, mais parmi ceux de bonne race, sept sur dix au moins arrêtent naturellement, et la proportion se réduit à trois pour les races mauvaises. Je conseillerai à ceux qui ont des chiens qui n'arrêtent pas naturellement de leur donner ce talent de la manière suivante : On se procure une perdrix vivante, une caille que l'on attache dans une prairie ou en tout autre lieu; puis, après avoir mis le collier de force au chien, on le fait chercher jusqu'à ce qu'il arrive à sentir le gibier; si alors il redouble de vitesse et s'il veut s'élancer dessus, on retient ferme la corde du collier, qui pique le chien et le force à s'arrêter court. Deux ou trois leçons semblables calmeront son ardeur, et il suffira de lui accorder quelques caresses et quelques paroles pour lui faire bien tenir l'arrêt.

Reste la leçon à donner pour forcer le chien à aller à l'eau. Ici, comme toujours, deux systèmes opposés, — ayant chacun leurs partisans, — sont en présence : l'un, celui de la douceur intelligente; l'autre, celui de la force brutale. Le premier de ces systèmes est le nôtre, non-seulement pour les chiens, mais encore pour tous les autres animaux domestiques. Aucun de ces systèmes n'est exclusif, et lorsque le premier ne suffit pas, il faut employer le second. Ce ne sera, par exemple, qu'après avoir patiemment essayé du premier.

Les chiens ne savent pas nager dès le premier jour, — c'est une erreur généralement admise, — mais ils se soutiennent sur l'eau. Ainsi, les chiens qui sont mis à l'eau ou qui y tombent se soutiennent en la frappant, la tapottant, et la faisant rejaillir autour d'eux, mais ils ne nagent pas.

Le chien habitué à la nage est placé dans l'eau comme sur terre ; ses pattes de devant correspondent avec celles de derrière et opèrent ensemble, comme dans la marche, sans faire jaillir l'eau ; il ne se presse pas ; sa queue fait l'office de gouvernail, et il peut nager ainsi fort longtemps.

Choisissez une journée belle et chaude pour conduire l'élève dans un lieu où l'eau soit peu profonde ; jetez-lui des petits morceaux de pain qu'il ira chercher. En les lançant de plus en plus loin, vous l'habituerez insensiblement à aller dans des endroits où il perdra pied. Gardez-vous bien de le jeter à l'eau de force ou de l'y faire tomber par surprise ; vous l'en dégoûteriez. Gardez-vous encore de l'y envoyer par des temps froids en commençant et ne le fatiguez jamais inutilement. Laissez-le bien se sécher en plein air avant de le faire rentrer, ou faites-le bien essuyer et bouchonner en rentrant pour lui éviter des fraîcheurs et des refroidissements dangereux en toute saison.

Lorsque le chien est au courant de ce que nous avons indiqué — ce que l'on a dû lui apprendre en jouant si c'est possible — il sait la théorie du métier, et il ne reste plus qu'à lui en donner la pratique sur le terrain.

Pour conduire le chien en chasse, il faut qu'il soit âgé d'un an à dix-huit mois ; plus jeune, un travail forcé nuirait à sa santé et altérerait la beauté de ses formes ; plus vieux, il serait moins docile.

Lorsque vous voudrez donner la première leçon de chasse, ayez une perdrix vivante à laquelle vous couperez les ailes ; faites-la porter dans un champ, faites-la courir seule (en la tenant attachée à la patte), puis lorsqu'elle aura bien fait des détours et qu'elle sera arrivée à l'extrémité du champ, attachez-la court à un petit piquet. Cela fait, prenez votre fusil, votre attirail de chasse, et faites-vous suivre de votre élève, que vous mettrez à l'extrémité opposée à la perdrix : en lui disant, *cherche*. Modérez son ardeur en le faisant rester à quinze ou vingt pas de vous, et si vous le voyez suivre la voie parcourue par la perdrix, si vous le voyez manifester sa joie par les mouvements précipités de sa queue, par la force et la fréquence des ses aspirations, si malgré cela il reste soumis à votre voix, votre chien est instruit. — Suivant les détours faits par la perdrix, il arrivera jusqu'à elle ; vous ne la tuerez pas d'abord, vous encouragerez le chien dans son arrêt, en lui disant à mi-voix : *doucement* ou *tout beau*, selon celui des deux termes que vous aurez choisi dans les commencements ; puis tournant autour de la perdrix, vous la tirerez et vous verrez votre chien s'élancer joyeux, et vous rapporter la perdrix (qui n'aura été que faiblement attachée). Deux leçons semblables et votre chien sera prêt à tout.

Lorsque vous le conduirez dans la campagne, et que votre chien, ne trouvant pas de suite les émanations du gibier tentera de s'éloigner de vous, retournez sur vos pas ; c'est le moyen de le faire revenir, puis ne marchez pas droit devant vous, battez le terrain en allant à droite et à gauche, vous lui donnerez ainsi l'habitude de quêter en zigzag ce qui est très-important. Lorsque votre chien est façonné à ce travail, et qu'il aura fait des arrêts sûrs devant vous, il n'y aura plus qu'une seule chose à craindre ; c'est qu'il ne parte au coup de fusil et ne poursuive, en donnant de la voix, une pièce que vous auriez manquée. Il faut alors le rappeler, le gronder ; puis, pour bien lui faire comprendre que ce n'est que près de vous qu'il peut trouver du gibier, il faut jeter en arrière ou sur le côté une pièce de gibier déjà tuée par vous, et tirer un coup de fusil. Si, de nouveau, le chien s'emporte au coup de feu, sifflez-le, grondez-le doucement, faites-le chercher, guidez-le vers la pièce morte. Il l'apportera joyeux. Recommencez un peu plus loin, et, au lieu de s'emporter, il cherchera autour de vous et se corrigera de lui-même.

Dresser un jeune chien intelligent est un plaisir, on en est plus maître, et on connaît mieux ses habitudes que quand on en achète un tout dressé. Dans ce cas, on est souvent trompé, et, à ce sujet, permettez-moi de vous dire ici une anecdote arrivée à un ami.

Devant passer un hiver à la campagne, il se résolut à prendre un port-d'armes, à se munir d'un fusil, puis, — chose importante, — il se mit en cherche d'un bon chien. Comme cela n'est pas fort facile à trouver dans un pays de chasse où chacun tient au sien, notre ami se rendit à la ville voisine (une de nos grandes villes), se fit indiquer un marchand de chiens auquel il demanda son chien le mieux instruit. Le marchand lui en fit voir un magnifique et d'une belle robe; le prix fut fait et notre jeune homme enchanté se rendit le lendemain à une grande partie de chasse montée en son honneur. Chacun admira les belles formes du chien *Médor* (c'était le nom de l'animal), et on convint que s'il était aussi bon que beau, il vallait bien au-delà des 200 fr. qu'il avait coûté.

On part, et à peine arrivé en rase campagne, le chien d'un chasseur prend l'arrêt sur une perdrix; le chasseur tire, et *Médor*, qui se trouvait près de la, tombe sur le dos sans faire un mouvement.

Fichtre !..... vous avez tué Médor, dit notre ami au chasseur.

Pas possible, et il montrait son chien qui apportait

la perdrix abattue ; je n'ai pu d'un seul coup tuer une perdrix au vol et un chien à terre.

On se rendit près de *Médor*, qui, sans bouger, regardait venir son monde en clignant les yeux.

Que diable cela veut-il dire, fit le chasseur qui avait sa baguette en main pour charger; il ne paraît pas blessé et nous regarde ?... allons, debout! et il le frappa d'un coup léger. Le chien se dressa alors sur ses pattes de derrière, et se mit à marcher ainsi à la grande joie des chasseurs qui se tordaient de rire. Notre pauvre ami au lieu de demander un chien dressé avait demandé un chien *instruit*, et on lui avait vendu un chien *savant*, faisant le mort au coup de fusil, dansant au moindre signe.

Revenons à nos *moutons*, c'est-à-dire à notre élève chien.

Il faut regarder attentivement les pièces qu'il rapporte, et s'assurer qu'il ne les a pas trop fortement serrées, soit par ardeur à les saisir, soit parce qu'il a la dent dure, défaut dont on ne peut que rarement corriger l'animal. Cet instinct sauvage, vorace, carnassier est si fort, que la seule manière d'y remédier est de dresser le chien à se coucher près du gibier abattu, et le chasseur va le prendre lui-même, sans cela il abîmerait toutes les pièces.

Ce défaut seul suffit pour déprécier un chien.

Lorsque les jeunes chiens mordent et déchirent le gibier par trop d'ardeur, on les corrigera quelquefois de ce défaut en leur faisant porter du gibier d'eau, comme canards sauvages, sarcelles, etc., dont l'odeur leur déplaît.

Au reste, en dressant soi-même son chien, on est sûr qu'il n'aura pas cette fâcheuse disposition : ne lui a-t-on pas appris à rapporter délicatement ?... S'il avait eu la dent dure, on eût abandonné son éducation.

Un bon chien de chasse doit réunir à l'obéissance et

à l'odorat, que nous plaçons au-dessus de tout, les qualités suivantes :

1° Etre docile et obéir au moindre signe de l'œil ou de la main ;

2° Quêter vivement le nez haut et en décrivant des zigzags devant son maître ;

3° Tenir l'arrêt ferme et le quitter à commandement ;

4° Cesser de suivre le gibier au premier appel ;

5° Rapporter le gibier tué ou blessé sans le meurtrir et aller à l'eau facilement.

Tel est le programme complet des connaissances exigées dans le chien d'arrêt.

Les meilleures races sont, nous dit-on, les races anglaises ; je veux bien en convenir pour la hauteur de la taille et la beauté des formes , mais j'ai remarqué qu'elles ont l'odorat moins fin, et qu'elles sont plus difficiles à dresser que les chiens de races françaises ; plusieurs chasseurs nous ont eux-mêmes assuré de ce fait.

Les chiens d'arrêt sont : les chiens braques, épagneuls, griffons et leurs métis simples.

Un chien ne sera parfaitement dressé qu'à sa seconde ou troisième année de chasse.

Les conseils que nous venons de donner à ceux qui désirent former leurs chiens eux-mêmes, nous ont été suggérés par l'expérience de quelques amis , excellents chasseurs, c'est-à-dire plus adroits encore en pratique qu'en théorie ; chose très - importante dans une science qui ne peut s'apprendre que sur le terrain.

Sans vouloir faire un traité spécial pour le dressage des chiens de chasse , nous allons indiquer maintenant la manière de dresser les chiens courants pour le lièvre et le lapin , laissant de côté ce qui a rapport à la grande chasse.

Rarement, pour chasser le lièvre, se sert-on d'une meute de plus de dix chiens, divisée en deux troupes, et le plus souvent les propriétaires n'en ont que cinq.

Les chiens les plus vite, tels que les lévriers, étant défendus par la loi, il faut se contenter des espèces ayant moins de vitesse, comme les bassets (à jambes droites ou torses), les mâtins, les bigles, voire même les dogues. On peut ajouter à cette liste des races spéciales, telles que les demi-briquets, les petits-hurleurs, race particulière à la Franche-Comté, etc.

Quand on veut former une petite meute, il faut avoir soin d'appareiller les chiens qui doivent en faire partie, pour qu'ils chassent avec plus d'ensemble; mais il faut éviter, si faire se peut, de les choisir d'une couleur fauve ou marron clair. Ce pelage, grâce à l'étourderie des chasseurs, est souvent un brevet de mort ou tout au moins de graves blessures, car il arrive souvent que, les prenant pour un fauve, on fait feu sur eux. Heureusement qu'ici, comme ailleurs, la providence a placé le remède à côté du mal; le chasseur assez étourdi et inexpérimenté pour tirer sur un chien, est presque toujours assez maladroit pour le manquer.

Le chien courant est plus sauvage que le chien d'arrêt; il est généralement enfermé dans un chenil, tandis que le premier est le commensal de la maison. On doit aussi lui servir une nourriture plus abondante et plus fournie en viande.

Nous supposerons toujours que l'on veuille soi-même dresser sa meute, et qu'elle se compose de six chiens formant trois couples.

On les fait sortir deux fois par jour, matin et soir; il faut au moins que, parmi les six chiens, il y en ait un déjà dressé, et on met en tête le couple dont il fait partie. — On attache les chiens courants deux-à-deux, par les anneaux de leurs colliers, que l'on unit au moyen d'une corde de quarante centimètres de longueur.—On les fait marcher ainsi attachés ensemble, en harde (*), derrière soi ; on les fait passer à droite, à gauche, revenir sur leurs pas et cela à la voix et au geste. Quand ils vont trop vite, on leur crie : *bellement, tout beau* ; quand ils doivent revenir sur leurs pas, ce qui s'appelle prendre le contre-pied, on leur crie : *au retour* et *allons mes beaux*, pour les encourager ; *derrière*, quand on veut s'en faire suivre, et fi *les vilains*, quand on n'est pas content. Il faut toujours se servir des mêmes paroles dans les mêmes mouvements, pour les graver dans la mémoire des chiens qui en les entendant, finissent par comprendre ce qu'on leur demande.

Si l'on commence quand les chiens sont jeunes (vers un an, dix-huit mois), on leur apprendra facilement à exécuter toutes ces manœuvres. On les caressera quand ils feront bien, et on leur donnera de légers coups de fouet à chaque faute répétée.

Après cela, on donnera à sa petite meute une leçon en rase campagne. On fera décrire aux chiens des demi-cercles à droite et à gauche, en leur disant : *au retour*. C'est ainsi qu'on agit pour rencontrer la voie perdue (la voie est le passage de l'animal que l'on chasse) ; petit à petit, on parvient à leur faire accomplir des cercles entiers, ce que l'on nomme des *grands retours* ; puis, en les arrêtant et les faisant reprendre la route qu'ils ont suivie, ce qu'on appelle le *contre-pied*, on leur fait faire le *retour sur place*.

La chose la plus difficile est de se faire obéir sans se placer au milieu des chiens, car s'il fallait courir après eux pour les arrêter et les ramener au défaut,

____

(*) On nomme harde une réunion de plusieurs couples de chiens.

on se fatiguerait horriblement et on perdrait un temps
précieux.

Les chiens chassent naturellement, leur instinct les
y dispose même trop ; les dresser à la chasse à courre,
c'est donc simplement les rendre souples et obéissants.
Il faut avoir bien soin qu'une meute destinée au lièvre
ne suive la trace du lapin ; les maîtres vous conseillent
« d'exterminer le dernier de vos lapins, plutôt que de
les laisser chasser par de jeunes chiens courants » ;
car une fois habitués à une chasse productive autant
que facile, ils s'acharneraient à poursuivre ces quadrupèdes.

Quand les chiens sont habitués d'eux-mêmes à opé-
rer les retours, si utiles en chasse, on les détache de la
harde et on les fait chasser par couples ; puis enfin on
les découple et on leur fait exécuter les mêmes mouvements en liberté. Dès-lors votre meute est prête, et de
même qu'on devient forgeron en forgeant, de même vos
chiens deviendront chasseurs accomplis en chassant.

Viennent ensuite des théories sans nombre que le lecteur trouvera dans les traités de vénerie.

L'un dira « vivent les vents sud-est et nord-est,
» tempérés, humides, doux et frais ; » mais ces vents
bons dans un pays, ne le sont pas dans un autre.

Un autre, qui jouit à juste titre d'une grande répu-
tation, M. de la Conterie, donnera cet enseigne-
ment, qui a, selon nous, une valeur relative suivant
l'abondance des rosées et la nature du sol, couvert de
plantes ou aride.

« Ne découplez jamais vos chiens avant que la rosée
» ne soit entièrement passée ; rien n'est si pernicieux,
» vos chiens, une fois accoutumés à chasser à la rosée,
» semblent n'avoir plus de nez quand il n'y a plus de
» rosée. »

Les chiens courants doivent avoir un chenil ; le point principal est qu'il soit bien aéré et proprement tenu : peu importe que ce soit un auvent, une écurie mal close, une cabane en planches, etc. Ceux qui peuvent mieux les loger agiront bien en le faisant.

Il faut laver et bouchonner les chiens, changer la paille de leur chenil deux fois par semaine, les visiter la veille et le lendemain des chasses, pour les débarrasser des épines, et enfin assister quelques fois à leur repas ; car il est un proverbe qui dit : « chien qui ne » mange pas est près d'être malade. »

Il ne faut pas oublier, surtout, d'entretenir d'eau le chenil et de la renouveler deux fois par jour en été.

En revenant de la chasse, donnez à vos chiens de la soupe à discrétion, et choisissez ces jours pour renouveler la paille dans laquelle ils se couchent (*), ils reposeront mieux.

Il ne nous reste plus que quelques détails à donner pour le dressage des chiens que l'on destine à la chasse du lapin.

Pour cette chasse, presque tous les chiens sont bons. Les meilleurs sont les petits dont le poil est long et rude ; leur petitesse leur permet d'entrer dans les haies et les touffes de landes et de ronces, tandis que la nature de leur poil les garantit des épines.

Il n'est pas nécessaire qu'un chien ait de la vitesse,

(*) Bien des gens ont remarqué que le chien faisait d'ordinaire trois ou quatre tours sur lui-même avant de se coucher ; il fait ces tours en plus grand nombre quand sa paille est fraîche, ce qui tend à prouver la vérité de ce passage de Toussenel : « Le chien, dans l'état de nature, est accoutumé à » gîter dans la bruyère ; pour se coucher et l'écraser, il est obligé de » faire plusieurs circonvolutions ; or, comme aucun animal ne triomphe » de ses instincts routiniers, il en résulte que le chien se comporte dans nos » salons comme s'il était dans les landes d'Otaïti.

Cela peut expliquer de même la tendance du chat à cacher ses ordures ; il agit, en grattant nos parquets, comme s'il était en pleine campagne ; tant il est vrai que les qualités instinctives se transmettent, sans interruption, chez les individus de même race.

Ces observations sont en rapport avec ce que nous avons dit précédemment.

le lapin ne se faisant jamais suivre et se terrant dès
qu'un chien l'a fait lever. Les vieux chiens de meute
eux-mêmes sont bons pour cette chasse, lorsqu'ils sont
réformés de la meute du lièvre.

Dès qu'un chien est sur la voie d'un lapin, il redouble de mouvement, tourne autour du buisson où l'animal se tient, et donne de la voix jusqu'à ce qu'il l'ait
fait sortir de sa remise, à moins qu'il ne puisse se
glisser jusqu'à lui. Les chiens ont un vif penchant pour
la chasse aux lapins, et pour dresser un jeune chien,
déjà obéissant à cette chasse, il suffit de l'y conduire
quelquefois en compagnie de vieux chiens habitués.

Le chien d'arrêt se laisse facilement emporter à la
poursuite du lapin, il faut l'en empêcher très-soigneu-
sement.

Nous en avons dit assez sur ce point. Le lecteur qui
désirerait se perfectionner dans l'art de la chasse et
apprendre à connaître les ruses et les habitudes du gibier, ainsi que les préceptes de la chasse à courre,
devra, comme nous l'avons déjà dit, se munir d'ouvrages spéciaux, tels que : *La Vénerie*, de Jacques Du-
fouilloux; *Le Parfait Chasseur*, par Epée de Sélincourt.
— Ces deux auteurs s'occupent particulièrement des
grands équipages de chasses à courre.

L'École de la chasse, par Leverrier de La Conterie.

L'ouvrage de MM. Baudrillart et de Quingery, *Dictionnaire des Chasses.*

Le Chasseur au chien d'arrêt, d'Elzéar Blaze.

Le Chasseur au chien courant, *La Chasse au marais*, et
enfin ceux qui aiment la causerie spirituelle plus que
la chasse en elle-même liront avec plaisir *Le Chasseur
rustique*, *La Petite vénerie*, de M. Adolphe d'Houdetot,
et *La Chasse au lion*, de Jules Gérard, le chasseur intrépide.

NOURRITURE DU CHIEN.

NOURRITURE DU CHIEN.

—

La nourriture étant une des premières conditions de vie, est, par cela même, d'une haute importance; de sa nature (végétale ou animale), de sa quantité, de la manière de la faire prendre, résultent une infinité de maladies; la régler, c'est donc empêcher l'effet de causes morbides, et mieux vaut, chacun le sait, prévenir la maladie que guérir le sujet malade.

Nous allons sans grand étalage de science, car il ne faut pas perdre de vue que nous écrivons pour le monde et non pour former des vétérinaires; nous allons, dis-je, donner en quelques mots la physiologie de la digestion.

Chaque animal, — depuis l'homme jusqu'à l'informe polype, — éprouve en vivant, soit dans l'air, soit dans l'eau, des déperditions continuelles qu'il faut réparer à chaque instant pour entretenir la vie. Tous les liquides du corps, ainsi que les solides, étant fournis par le sang, il faut venir en aide à la formation de ce dernier, et les moyens réparateurs sont fournis par les aliments.

Dans tout être vivant, il existe une cavité destinée à recevoir des substances étrangères qui, en se transformant, s'animalisent, deviennent parties constituantes de l'individu : la présence de cet organe est le caractère distinctif de l'animalité.

La méthode analytique étant la meilleure, nous considérerons le phénomène de la digestion comme ayant trois parties distinctes. Avant cela, disons qu'il existe entre les organes digestifs de l'homme et du chien une analogie remarquable qui étonne ceux qui n'ont fait aucune étude anatomique, et qui ne réfléchissent pas que le chien, ainsi que l'homme, est *omnivore* ou *polyphage*.

Cette affinité qui existe entre certains organes de l'homme et du chien a été fatale à ce dernier. Les médecins, trouvant le sujet au-dessous d'eux, et, d'un autre côté, les vétérinaires l'ayant considéré, avec une certaine apparence de raison, comme au-dessus de leur sphère, ne se sont pas occupés de lui. En effet, le traitement des maladies des autres animaux domestiques diffère essentiellement de celui de la race canine, qui partage et notre nourriture et nos habitudes. Il résulte de ce fait que nul ne s'est occupé du pauvre animal, et nous voulons, nous, porter nos soins sur lui.

Dans la liste des affections qui attaquent l'espèce canine, on en trouve beaucoup qui lui sont communes avec l'homme seulement. Outre les raisons de ressemblance anatomique de certains organes, il faut mettre en ligne de compte que la domesticité complète des chiens leur impose une vie artificielle semblable à la nôtre, et contraire en tout point à leurs habitudes et à leur hygiène.

Malgré le grand rapprochement qui existe entre les maladies de l'homme et celles du chien, il y a nombre de circonstances qui mettraient en défaut le médecin le plus exercé, comme le vétérinaire le plus capable, s'ils n'avaient fait une étude particulière de la pathologie canine; car, bien que le chien ait des maladies qui lui sont particulières avec l'homme, il existe des médicaments qui ont des effets différents sur les hommes et sur les animaux.

La dose de proto-chlorure de mercure (calomel ou mercure doux) qui sera sans danger pour un homme tuera un chien de la plus grande force, et un chien ordinaire absorbera sans en être incommodé une dose d'aloès qui serait funeste à un homme.

On sait encore que la chèvre mange impunément la ciguë, le porc la jusquiame — plantes qui sont de violents poisons pour les autres animaux — et on sait aussi que le persil qui assaisonne nos aliments est un poison énergique pour les perroquets.

Cette connaissance du résultat des remèdes sur les animaux différents constitue ce que l'on appelle l'*idiosyncrasie* de chaque espèce, et pour connaître celle de l'espèce canine, il faut plus particulièrement des études spéciales. On apportera donc les plus grandes précautions dans l'administration des remèdes.

Cela dit, nous allons, ainsi que nous l'avons annoncé, faire la physiologie de la digestion, pour que chacun puisse se pénétrer de l'importance de la question alimentaire dans les maladies de l'espèce canine, et même dans celles des animaux de toute espèce.

La première partie à considérer, dans le phénomène de la digestion, est celle qui a rapport à la mastication et à l'introduction des aliments broyés dans le tube digestif.

La seconde partie considère ce qui se passe dans ce tube, et analyse les parties produites par la décomposition des aliments.

La troisième indique ce que deviennent chacune de ces parties.

Broyés par les dents de l'animal et imprégnés du produit des glandes salivaires (la salive) au point de former une pâte, les aliments passent, par l'acte de la déglutition, dans un canal musculeux nommé *œsophage*, qui les transporte dans l'estomac, où ils se créent une place en écartant les parois de cet organe, qui sont presque contiguës quand il est vide.

Arrivés à ce point (deuxième partie), voilà ce qui se passe : Les matières ingérées se fluidifient au contact incessant du suc gastrique, et, s'altérant à un haut degré, se transforment en une pâte homogène qui, sous le nom de *chyme*, passe par l'ouverture pylorique (de *pylore*, portier de l'estomac), pour se rendre dans le *duodenum*, première portion du petit intestin.

C'est alors que s'opèrent les changements préparés par la digestion stomacale, car le *duodenum* est l'organe essentiel où le *chyme* se décompose en deux parties, l'une assimilable, l'autre excrémentielle. Voici comment : La bile sécrétée par le foie, est déposée dans un réservoir particulier nommé vésicule biliaire, puis transportée dans le *duodenum* par le canal *cholédoque*, de même que le suc *pancréatique* l'est par le canal de *Wirsungius*. Ces deux sucs réunis (le premier surtout) contribuent à la séparation du *chyme* en partie chyleuse ou assimilable et en partie excrémentielle, comme nous l'avions dit plus haut.

Voyons maintenant ce que deviennent ces parties; c'est le troisième et dernier acte de la digestion.

Ainsi séparées, les matières sortent du *duodenum*, entrent dans l'*intestin grêle* proprement dit, où les parties chyleuses sont absorbées par les vaisseaux *lymphatiques* dont la muqueuse de cet organe est sillonnée; elles passent dans le torrent circulatoire, et viennent se verser dans le système veineux. De là elles sont charriées dans le ventricule droit du cœur pour passer dans le poumon, à l'effet de recevoir la vivification qui leur est nécessaire pour devenir sang artériel. Cet acte étant accompli, le sang revient par le ventricule gauche du cœur, d'où il est lancé dans tout l'organisme par des artères nommées *aortes* qui ont de nombreuses ramifications, et va ainsi réparer les pertes incessantes de l'organisme ou en augmenter le volume. La vie n'est due, en réalité, qu'à la destruction et au renouvellement sans cesse réitérés de la matière.

Les parties excrémentielles ne contenant plus que des substances à peu près négatives en *sucs alibiles*, sont rejetées d'abord, — par les contractions péristaltiques de l'intestin grêle, — dans le gros intestin, et de ce dernier au dehors par l'anus.

D'après cette analyse rapide dont le lecteur doit nous savoir d'autant plus gré qu'il nous eût été facile de faire de longues dissertations, on concevra avec facilité que la question des aliments, ainsi que nous l'avons dit en commençant cet article, soit doublement importante soit par leur nature soit par leur quantité.

La race domestique du chien n'est ni entièrement herbivore, ni entièrement carnivore, et nous pensons qu'il en est de même du chien à l'état sauvage, malgré l'avis contraire de quelques auteurs.

La nature, qui lui a donné des dents tranchantes et aiguës pour déchirer et couper la viande, lui a donné en même temps des dents ayant assez de surface pour broyer les farineux; cela, joint à la conformation de son appareil digestif, prouve que le chien, ainsi que nous l'avons annoncé, est omnivore. Nous croyons bien qu'un seul régime (le végétal ou l'animal) peut lui suffire; mais le mélange des deux régimes, dans certaines proportions, est ce qu'il y a de préférable.

Les proportions sont établies par la taille des chiens, pour la quantité, et par leur travail, pour la qualité. Ainsi, les substances animales étant plus nutritives sous un volume égal, on en donnera davantage à un chien qui fatigue, et on augmentera la proportion des parties végétales (pour arriver à un égal volume) pour un chien de même taille qui ne travaillerait pas.

Relativement à la quantité, elle se règle, nous l'avons dit, sur la taille des chiens. C'est un grand tort de croire que l'on peut suppléer à la qualité par la quantité. Vous auriez beau servir au chien une nourriture à discrétion, il ne peut en prendre qu'une masse égale à la capacité de son estomac, et si cette nourriture est privée de sucs alibiles, le chien dépérira en ayant toujours l'estomac plein, ce qui lui grossira le ventre. Deux livres de certaines substances alimentaires ne donnent pas au corps autant de parties assimilables qu'une livre d'autre substance, et un animal peut mourir d'inanition à la longue, avec une mauvaise nourriture prise en grande quantité. C'est donc à ceux qui ont des chiens, et qui savent le travail qu'ils en exigent, de régler l'alimentation du chien d'après sa stature et ses travaux.

Voici quelques conseils sur le genre de nourriture adopté pour les chiens.

Dans les grandes villes, on alimente les chiens de forte taille d'une façon assez économique avec les intestins (tripes) et panses de mouton. On les lave à grande eau, et on les fait bouillir pendant une demi-heure ou trois quarts d'heure, dans une petite quantité d'eau. Cette opération terminée, on verse cette sorte de bouillon sur des croûtes de pain quelconque ; puis, après avoir laissé refroidir, on coupe les intestins par petits morceaux, on les mêle à la soupe, et on remue le tout pour en faire une pâtée consistante et nutritive que l'on sert aux chiens.

Ces pâtées prennent le nom de *mouées*. Dans les chenils bien entretenus, on prépare une *mouée* spéciale, mélangée de sang de cerf, de lait et de pain, mais elle ne peut servir de nourriture habituelle, car on ne tue pas de cerfs tous les jours, que je sache?...

Pour les petits chiens, on peut préparer une mouée avec des débris et des intestins de volailles.

Dans les campagnes, où il est plus difficile de se procurer des aliments, on fait usage de farine et de lait, mais cette nourriture n'est plus assez forte en temps de chasse. Les farines de toute sorte sont bonnes, toutefois celle de froment pousse moins à la peau.

Pendant la saison des chasses, on alimente les chenils de campagne avec le *pain de creton*, appelé aussi pain de suif. Ce pain est formé des membranes et des tissus cellulaires des parties animales dont on a extrait le suif par la presse. On les vend dans le commerce en forme de gâteaux. Un morceau de ce gâteau sert à faire la soupe, puis on jette ce bouillon, légèrement salé, sur le pain, et on laisse refroidir.

Nous conseillons ici de se servir de viande de cheval chaque fois que l'on pourra s'en procurer. On la donne crue aux chiens que l'on veut entretenir courageux et féroces (tels que les chiens de meute destinés à forcer le loup, le sanglier, le cerf, le renard). On fait cuire cette viande, dans le cas où elle ne serait pas très-fraîche.

Le chien digère lentement, et un seul repas de viande lui suffit pendant vingt-quatre heures.

Relativement aux chiens caressés et choyés, — enfants gâtés vivant sous l'influence d'une domesticité qui affaiblit les fonctions, — il ne saurait en être de même, et il est préférable de leur faire donner deux repas par jour. Ces repas doivent être légers, sans cela les chiens deviennent lourds et perdent leur gracieuse vivacité.

Chacun ayant pu observer qu'aussitôt après avoir mangé, les chiens vont se mettre à l'écart pour dormir; — ce qui facilite leur digestion, — on ne leur donnera jamais à manger avant de les mettre en chasse.

En Angleterre, en Écosse, dans le Nord, on nourrit souvent les chiens avec des pommes de terre mêlées à un peu de lait, de graisse ou de beurre. Cette nourriture rafraîchissante ne saurait convenir à des chiens courants pendant la saison des chasses.

Nous savons bien, nous qui vivons dans un pays où les chasseurs sont nombreux et qui connaissons les landes, où les habitants chassent constamment, nous savons que les chiens n'ont pas une nourriture spéciale et que leurs maîtres, qui ne se nourrissent que de pain de seigle et de *cruchade* (*), partagent cette nourriture avec eux; mais il faut dire aussi que si l'on fait un mets quelconque le chien en a sa part. D'ailleurs, on ne demande pas à ces chiens, qui font un exercice continuel — c'est vrai, — un travail semblable à celui des chiens courants, qui chassent avec tant d'ardeur, qu'il leur faut au moins un ou deux jours pour se remettre; sans cela on éreinterait les meutes composées des chiens les plus énergiques.

Les petits chiens favoris élevés dans les appartements, sont le plus souvent trop nourris et bourrés de friandises : chocolat, café, sucre, gâteaux, viande, rien n'est trop bon pour eux. Or, savez-vous ce qu'il résulte de pareille alimentation?... Je vais vous le dire.

(*) On appelle ainsi de la farine de sarrasin, de millet ou de maïs, mêlée à du sel marin et bouillie dans l'eau.

Le chien devient asthmatique, son haleine s'échauffe et
devient puante, puis naissent des maladies qu'il serait trop long d'énumérer. Il est donc utile de donner à ces chiens de luxe une nourriture moins échauf-
fante, et de les priver de viande. On nous dira sans
doute : « Que leur donner?... Ils ne veulent pas man-
» ger autre chose?... » Ceci est une erreur, et l'expérience que nous en avons faite dans notre infirmerie
le prouve d'une façon évidente.

Voici la manière simple et facile de forcer ces chiens
à manger une pâtée saine, composée en grande partie
de végétaux. Mêlez à des pommes de terre réduites en
pâte une petite partie de viande hâchée menu, mélan-
gez le tout, de façon que le chien ne puisse en séparer
la viande. Cela fait, placez la pâtée devant lui, en
ayant soin qu'il ne puisse manger autre chose. Je vous
assure qu'il ne boudera pas longtemps, et s'habituera
à cette espèce de nourriture, qui est la plus convenable sous tous les rapports.

Au point de vue médical, j'ai obtenu d'excellents
résultats en changeant de régime du tout au tout.
Ainsi, chaque fois que vous remarquerez des affections
éruptives, des inflammations des bronches, de l'estomac, des intestins, faites passer le sujet du régime
animal au régime végétal.

Gardez-vous, dans tous les cas, de donner aux
chiens des aliments où le sel soit prodigué, et surtout
ne trempez jamais leur soupe avec l'eau dans laquelle
vous aurez fait bouillir des viandes salées.

Laissez les chiens ronger de gros os ; ils débarras-
sent ainsi leurs dents du tartre qui se forme autour, et les
nettoient; mais ne leur donnez ni des arêtes de poissons,
ni des petits os creux de pattes ou d'ailes de volailles,
car ils se brisent en morceaux minces et pointus qui

blessent les gencives, la gorge, et occasionnent de graves désordres dans les intestins.

Quand le chien refusera toute espèce d'aliments et mangera sans appétit, consultez un vétérinaire. Il est un principe généralement admis, et que nous répéterons dans cet ouvrage, pour bien convaincre nos lecteurs de son importance, c'est que : « Tout chien qui » refuse de manger, ou le fait sans appétit, ne tarde » pas à tomber malade. » Nous concluons comme nous avons commencé : Appelez un vétérinaire. Mieux vaut prévoir et empêcher une maladie que la soigner et la guérir.

Terminons par cette remarque importante au sujet de l'alimentation, savoir : que la gale est souvent produite par la privation ou la pénurie d'aliments, qui donne aussi d'autres maladies cutanées, et que nous avons constaté ces mêmes observations pathologiques chez des chiens trop copieusement nourris. — L'excès en tout est nuisible.

MÉDECINE PRÉVENTIVE.

MÉDECINE PRÉVENTIVE.

« Nos vrais plaisirs, dit Buffon, consistent dans le libre usage de nous-mêmes; nos vrais biens sont ceux de la nature : c'est le ciel, c'est la terre, ce sont ces campagnes, ces plaines, ces forêts, dont elle nous offre la jouissance utile et inépuisable. » — J'ajoute à cela que leur privation est nuisible, qu'elle influe sur le physique, réagit sur le moral. A l'homme, il faut son libre arbitre et le grand air; à l'animal, il faut la liberté et l'espace. Renfermé dans l'étroite limite que lui font nos habitudes, le *chien* ne peut que dépérir. De là, nos races bâtardes, rachitiques, dégénérées. Donnons donc à ces pauvres animaux tous les soins nécessaires pour remplacer les habitudes hygiéniques dont nous les privons, et ce sera justice.

Venir en aide à l'animal qui souffre est déjà une belle et bonne chose; mais combien il serait préférable d'éloigner la souffrance, de prévenir la maladie !

Vous voulez empêcher les animaux d'être malades, me direz-vous? — Mon Dieu oui, et, si je ne parviens à leur éviter toutes leurs maladies, ce qui est impossible, j'espère fort les garantir du plus grand nombre.

En suivant les préceptes d'hygiène que je vais indiquer dans ce chapitre, préceptes simples et faciles, on s'épargnera des frais de médicaments, et avec un traitement préventif rationnel, on évitera bien des maux à ses chiens.

Je connais des gens à l'humeur plaisante qui ne manquent pas de rire chaque fois qu'ils voient un homme s'occuper d'un sujet tel que le chien. Ils n'ont pas réfléchi, sans doute, que, grâce à la nouvelle loi, le chien est un contribuable; il fournit, par l'intermédiaire de son maître, aux besoins de l'État, et il récompense ce dernier soit par son travail à la chasse, soit par son *attachement* et sa *gentillesse*, qualités souvent absentes chez les hommes.

Si, comme l'ont prétendu plusieurs auteurs, *l'odorat est l'esprit du chien*, tous ayant plus ou moins d'odorat sont plus ou moins spirituels, tandis qu'il existe des hommes qui ne le sont pas le moins du monde.

Plus vous éloignez un animal de l'état de nature, plus vous multipliez les causes morbides. La première chose à faire en médecine préventive est donc de placer en plein air un chien qui paraît souffrant, de lui faire prendre un peu d'exercice et de changer son régime.

Si la maladie se déclare, il sera dans de meilleures conditions pour le traitement, et dans bien des circonstances vous l'en aurez préservé.

Rien n'est si dangereux pour les chiens que ces spécifiques prônés pour *tous les cas*, panacées universelles qui ne font du bien qu'à ceux qui les débitent, et que l'on a le tort de donner, sans rime ni raison, aux premiers symptômes de maladie.

Au sujet de l'alimentation, je demande comment on veut que puisse vivre un chien soumis à une nourriture semblable à celle que prenait une pauvre petite levronne (vulgairement levrette), que nous ne pûmes sauver malgré nos soins. Voici ce que nous dit sa maîtresse en nous la confiant : Ma pauvre chienne ne dort plus depuis quelques jours ; voyez, ses yeux sont ternes, sa démarche est chancelante, et cependant je l'ai purgée ce matin avec de l'huile de Palma-Christi

— Tant pis, Madame, — car, après avoir cherché les causes de l'affection, je diagnostiquai une indigestion, — je crains que ce remède n'ait une fâcheuse influence. Quelle nourriture avait pris votre chienne ?

— Mon Dieu, Monsieur, sa nourriture habituelle : à l'heure du dîner, une pâtée composée de gigot, de mie de pain, de haricots broyés ensemble, puis du sucre trempé dans du café et du cognac ; vers dix heures, comme j'avais du monde en soirée, nous prîmes du thé, du chocolat, des gâteaux, et on lui en donna un peu.

— Et c'est là, Madame, le régime habituel de votre chienne ?

— Oui, Monsieur ; ce jour-là seulement, elle mangea plus que de coutume.

— Je suis désolé de vous dire, Madame, que votre chienne ayant une indigestion, vous ne pouviez impunément employer un purgatif pris au hasard, et que l'huile de Palma-Christi que vous avez administrée sera fort nuisible, car ce médicament ne doit sa propriété purgative qu'à la fatigue qu'il produit sur les parois stomacales en les distendant.

— Alors, Monsieur, je dois désespérer de ma chienne ?
— Je le crains fort, Madame.
— Laissez-la moi pourtant ; je vais me mettre à l'œuvre, et, à l'aide d'une médication appropriée et puissante, je pourrais, peut-être, obtenir soit le vomissement, soit le passage des matières dans l'intestin.

Après les recommandations d'usage, la dame me confia sa pauvre petite levronne ; je la soumis d'abord à l'action des émétiques violents, ils restèrent sans effets ; je tournai aussitôt mes vues du côté des toniques : le quinquina et ses succédanés, administrés à hautes doses, ne me donnèrent que des résultats négatifs.

La dyspnée survint, les flancs se gonflèrent outre mesure, le souffle labial apparut. — Je portai un pronostic fâcheux, et j'annonçai une mort très-prochaine, qui ne se fit pas longtemps attendre. — L'autopsie vint corroborer mon diagnostic, et la pauvre bête qui, libre, eût vécu une douzaine d'années, mourait à peine âgée de quatre ans, l'estomac usé par le régime échauffant auquel on l'avait soumise.

Le purgatif violent administré à la levronne, par sa maîtresse, avait en outre hâté sa mort (*).

La première des conditions est donc de savoir quel est le mal, et quel est l'état de santé du sujet avant de donner un remède au hasard.

Règle générale : avant d'en arriver aux médicaments il est bon, comme nous l'avons dit plus haut, de changer du tout au tout le régime du chien, et, si c'est une bête habituée à vivre dans un appartement, de la mettre en plein air le plus possible, soit dans une cour, un jardin, ou en la conduisant à la campagne.

Quand on aura lu dans notre second volume la description des maladies, et que nous aurons indiqué les symptômes qui caractérisent chacune d'elles, alors on pourra, sans crainte de se tromper, administrer nos médicaments.

Dans les campagnes, les chiens sont toujours mieux portants qu'à la ville, nous l'avons répété cent fois ; c'est que leur état se rapproche le plus de celui de

(*) L'indigestion est très-rare chez l'espèce canine ; cependant, nous avons eu occasion de l'observer quelques fois dans les races de luxe. Dans notre prochain volume, — alors que nous nous occuperons de la description de cette maladie, — nous ferons connaître les cas dans lesquels on l'observe généralement.

nature, et que les aliments qu'on leur donne sont plus
en rappport avec leur tempérament.

Ceux-là ne prennent pas du thé, du café, du chocolat, des gâteaux, du sucre trempé dans du cognac ;
aussi, ont-ils les dents plus blanches, plus belles et
l'haleine plus fraîche que les petites espèces bourrées
de friandises, et dont la gueule est un foyer d'infec-
tion : ce qui n'empêche pas des petites maîtresses, qui
se trouveraient mal à la moindre odeur désagréable,
de les embrasser sur le museau.

La maladie des chiens, qui enlève à la ville tant de
ces animaux, n'est presque pas connue à la campagne.
Pour moi, j'ai reconnu qu'elle sévissait avec d'autant
plus d'intensité que la nourriture était plus animale.
Donc, encore un précepte de médecine préventive : donnez peu de viande et même pas du tout aux jeunes
chiens, à moins d'une débilité trop marquée. Il ne faut
pas oublier, quand on sèvre un chien, de remplacer le
lait de la mère par une nourriture qui s'en rapproche le
plus possible. Donnez du lait de vache miellé, par
exemple.

Au lieu de les faire coucher dans des endroits bien
chauds, de les rendre frileux, en les mettant sur des di-
vans, des oreillers et même dans un lit, ce qui se pratique assez souvent, — demandez-le à quelques dames? — donnez-leur tout simplement un paillasson à
longues pailles, que vous aurez soin de renouveler
souvent, vous leur éviterez des rhumatismes pour la
vieillesse, et vous augmenterez la durée de leur existence.

Chez les anciens, les chiens couchaient toujours en
plein air ou sous des vestibules, non que leur éducation fût négligée ou que l'on y attachât moins d'importance que de nos jours, mais précisément parce que

l'on ne consultait que leur bien-être réel et non le bien-être relatif que nous leur avons créé.

La preuve de la sollicitude des anciens pour la race canine se trouve dans la grande quantité d'auteurs qui s'en sont occupés.

Ainsi Polycrate, tyran de Samos, voulant multiplier dans ses États les plus belles races d'animaux, fit venir des chiens d'Épire et de Lacédémone (Laconie); il fit venir également des cochons de Sicile, des chèvres de Naxos et de Scyros, des brebis de Millet et d'Athènes; puis (que le beau sexe me pardonne cette reproduction littérale), il fit aussi venir des femmes de Sardes, capitale de la Lydie.

Les chiens d'Épire, nous l'avons dit dans nos considérations générales, étaient renommés par leur force et la beauté de leurs formes. Ceux de Laconie étaient agiles, vifs, forts, impétueux et doués d'un sentiment exquis[*].

Pline (*Historia naturalis*) dit que la vie des chiens s'étend jusqu'à douze ans, et que les lices vivent plus longtemps que les mâles.

Oppien (*De venatio et piscatu*) parle ainsi au sujet des jeunes chiens : « Ne permettez pas qu'ils sucent » la mamelle d'une chèvre, d'une brebis, et si vous » voulez les rendre forts pour le sanglier, ne les lais- » sez pas non plus téter une chienne domestique; ils » deviendraient pesants et sans courage; qu'ils tettent » plutôt une *biche*, une *louve*, ou une *lionne*. » J'avoue que cette manière de les élever ne serait pas sans danger pour le maître.

De ce passage, on doit conclure qu'il y avait des chiens sauvages en Grèce, puisque l'auteur dit de ne pas laisser téter une chienne domestique. Il est donc

[*] Xenophontis opera, gr. et lat. Paris, 1625, in-folio.

probable qu'ils élevaient des chiens nés dans l'état sauvage quand ils voulaient avoir des races énergiques pour la chasse.

De nos jours, les chiens que l'on entretient dans les chenils pour la chasse au loup et au sanglier n'étant pas soumis à la même domesticité sont généralement plus féroces que les autres, et un étranger ne pénètrerait pas impunément dans leur chenil.

Avec la vie en plein air et la nourriture telle que nous l'avons recommandée, il suffit, pour prévenir les maladies qui résultent du manque de soins, et même affaiblir celles qui tendent à devenir organiques, de prendre les quelques précautions suivantes.

Purger légèrement le chien un mois et demi avant l'ouverture de la chasse, pour détruire l'embonpoint que l'excès de nourriture et l'inaction trop longue ont fait naître.

Répéter cette purgation tous les huit jours jusqu'au moment de l'ouverture, et en même temps que ce genre d'entraînement s'effectue, — car c'en est un, — faire faire à l'animal un exercice de jour en jour plus pénible. De cette manière, on évitera les coups de sang, fréquents en été, ainsi que toutes les inflammations des voies digestives si communes et si meurtrières dans l'espèce canine, notamment dans les races affectées à la chasse.

Les chiens qui seront élevés d'après nos préceptes auront moins besoin de ces précautions.

La formule suivante est la meilleure pour obtenir ce résultat chez ces derniers.

N° 1. *Sirop de nerprun, 32 grammes.*

En une seule dose, que l'on fait avaler le matin à jeun.

Ou bien, si l'on désire une purgation plus légère et moins violente, on prendra :

N° 2. *Sulfate de magnésie, 24 grammes.*

On fait dissoudre le sel dans un verre d'eau, et on administre comme précédemment. Cette purgation convient mieux que la précédente aux jeunes chiens.

Les chiens de grande taille employés à la garde des maisons, que l'on tient enfermés et que l'on nourrit de viandes crues, doivent être traités d'une façon différente : on se servira donc du vomitif suivant que l'on administrera deux fois par an, de préférence à tout autre.

N° 3. *Tartrate de potasse et d'antimoine, 2 grains ; eau distillée, 16 grammes.*

On fait dissoudre l'émétique dans l'eau distillée, et on administre, toujours en une seule dose. Il est rare que l'effet ne se produise pas dans le premier quart d'heure. Pendant l'intervalle des vomissements, on fera bien de faire avaler un peu de *thé léger.*

Il arrive très-souvent qu'un médicament, quoique très-actif, ne produise pas l'effet qu'on en attend. Il faut le changer en employant un agent qui agisse dans le même sens. Ainsi, le meilleur succédané du médicament précédent est celui qui est donné ci-dessous,

N° 4. *Ipécacuanha, de 1 à 2 grammes, suivant la taille du chien.*

Il y a des chiens qui, sans être précisément malades, dépérissent, mangent peu, éprouvent de la tristesse, ou ont une habitude extérieure anormale. On emploierait de préférence, en pareil cas, la formule n° 2, en ayant soin de la répéter le surlendemain.

Quant aux petites races de luxe, les Stuarts, les

levrons, les bichons, etc., la formule n° 3, réduite de
moitié, suffira dans tous les cas.

Je dois classer ici certaines opérations, certains remèdes employés par beaucoup de chasseurs et de gens
qui élèvent des chiens. Ils prétendent, par leur moyen,
éviter des maladies, ce qui serait alors une méthode
préventive; mais nous allons faire voir l'absurdité de
quelques-unes de ces opérations, et prouver que quand
d'autres agissent, ce n'est que contre des désordres
causés par une maladie réelle.

A l'époque où l'on retire le petit pour le nourrir autrement qu'avec le lait de la mère, pour le sevrer en
un mot, on néglige les précautions que nous avons indiquées, et on lui donne sans transition une nourriture trop opposée à celle qu'il vient de quitter. Presque
toujours ce brusque changement de régime échauffe
le chien, et il se forme alors une espèce de glande
d'une nature furonculeuse, située en dedans de l'anus.

Dès cet instant, le chien devient inquiet; il s'agite,
il mange peu et fléchit sur ses jambes de derrière.
C'est alors que, pressant l'anus avec les doigts que
l'on place au-dessous et au-dessus, ou sur les côtés, il
en sort une plus ou moins grande quantité de matière
jaunâtre, et après avoir renouvelé cette opération
pendant quelques jours, le chien reprend sa gaîté.

Cela est vrai; mais ce qui ne l'est pas, c'est d'admettre que cette opération empêche les chiens d'avoir
la maladie. Néanmoins, il sera bon, chaque fois qu'un
chien sera souffrant et présentera les symptômes indiqués plus haut, de visiter l'anus, et s'il paraît échauffé,
de faire l'opération décrite.

On conçoit que cela soulage le chien, et prévienne
certains désordres qu'occasionnerait la rupture de cette
glande, si le pus restait dans le rectum; mais je crois

que, dans la plupart des cas, la glande crève au passage des excréments, et que la matière qui en sort est entraînée par eux. Malgré tout, mieux vaut presser l'anus; on hâte la guérison, et on évite de plus longues douleurs au sujet.

On a prôné aussi, comme un moyen certain d'éviter la maladie, l'opération d'inoculer le vaccin ordinaire. Je n'ai pu, à mon grand regret, m'occuper encore de ce fait, de manière à l'admettre comme certain. Je l'ai cependant tenté sur quelques sujets, et j'attends un plus grand nombre d'expérience avant de me prononcer. L'opération se pratique à l'épaule, après avoir coupé sur la partie à piquer les poils qui pourraient gêner.

Plusieurs personnes assurent avoir employé ce moyen avec succès (*).

Une opération que l'on voit pratiquer assez souvent, est celle qui consiste à couper le bout de la queue aux jeunes chiens pour les préserver, dit-on, d'un ver qui s'y tient et qui les incommode beaucoup.

Inutile de dire qu'il n'y a aucun ver au bout de la queue des chiens, et que si on a soulagé par cette opération les souffrances de quelques-uns de ces animaux, c'est par la perte du sang; le moyen n'a agi que comme eût fait, plus efficacement, une saignée ordinaire. Ici encore on trouve des gens qui affirment que ce moyen préserve le chien d'une foule de maladies.

On a poussé si loin la manie des remèdes secrets et des opérations empiriques, que l'on a vu des gens cou-

---

(*) Dès que j'aurai établi une infirmerie spéciale pour les animaux malades, — ce que je suis en train de faire en ce moment, — je renouvellerai cette expérience et j'en porterai les résultats à la connaissance du public.

La difficulté de trouver à proximité de la ville un local bien aéré et assez vaste pour y établir des boxes et affecter un emplacement particulier aux logements et aux promenades des animaux de chaque espèce, m'a fait retarder jusqu'à ce jour; mais j'espère que tout sera terminé au printemps prochain.

per à leurs chiens le petit tendon abaisseur de la langue, — tendon qu'ils ont pris pour un ver, — et se figurer que l'animal était à tout jamais préservé de la rage. Je ne sais même pas si le chien sur lequel cette opération avait été faite n'avait pas le pouvoir de guérir de la rage un animal qui l'aurait mordu ? A la bonne heure, la fin est digne du moyen, et l'on sait de suite à qui l'on a affaire.

Dans notre second volume, nous ferons connaître plus particulièrement les remèdes des charlatans, pour que le lecteur se tienne sur ses gardes et ne les emploie pas : éclairer un précipice, c'est empêcher les gens d'y tomber.

Une excellente précaution, que l'on néglige trop, c'est de faire baigner les chiens en les conduisant à la rivière deux fois par semaine pendant les fortes chaleurs ; mais il faut bien ainsi que l'avons déjà dit les laisser se sécher avant de les faire rentrer; on leur évitera de la sorte des douleurs rhumatismales. Quand on revient de la chasse avec des chiens qui ont été à l'eau, il faut encore leur faire essuyer l'intérieur des oreilles, car l'humidité altère l'ordre des fonctions propres aux vaisseaux répandus dans cette partie, et occasionne leur relâchement. De là, un afflux considérable de sang qui produit un engorgement, et cette même cause, agissant sur les nerfs, ceux-ci exercent à leur tour une impression active qui détermine une plus grande irritation.

Été comme hiver, il faut faire nettoyer et bouchonner les chiens une fois par jour, surtout ceux qui viennent de chasser dans les bruyères, les buissons et les grandes herbes; on les débarrasse des tiques et autres insectes qui ont pu s'attacher à leurs poils.

Ces précautions hygiéniques préviennent une foule

de maladies, et, si elles étaient mises en pratique plus généralement qu'elles ne le sont, on ne verrait pas se produire un vingtième des affections cutanées que l'on remarque : affections si opiniâtres et si dégoûtantes.

Je sais que des gens vont dire : autant vaudrait, alors, être l'esclave de son chien ! Où serait le mal ?... Vous vous servez de lui, soyez lui donc utile à votre tour : songez qu'il est toujours l'esclave de vos caprices, qu'il fait abnégation de sa volonté pour céder à la vôtre, qu'il obéit au moindre signe, alors vous ne vous plaindrez plus d'être son esclave, vous le soulagerez, et ce sera justice.

COULEUR DES ROBES

ET

PELAGE DES CHIENS.

COULEUR DES ROBES

ET

PELAGE DES CHIENS.

SIGNALEMENT.

La grande variété des couleurs dans la robe des
chiens et la nature du poil, résultent de l'alimentation,
du croisement des races, des climats.

Le moraliste italien Fortantini prétend que la matière colorante qui donne à la peau de chaque homme
sa teinte particulière, est la même matière que celle
qui colore les boissons dont il s'abreuve. Ainsi, la co-
loration du Bourguignon tient à la couleur de son vin.
C'est la matière colorante du thé qui jaunit le teint
des Chinois, celle de la bière qui rend blafarde la
peau de l'homme du Nord; enfin, c'est celle du maïs
qui teint en rouge la peau de l'Américain. Nous sommes loin d'admettre ces résultats, mais il est incontestable pour nous que l'alimentation réagit particulièrement sur la nature du poil, toujours plus fourni et plus
fort chez un animal bien nourri que chez un autre.

L'influence du climat est reconnue par tous les naturalistes ; tous s'accordent à dire, et l'expérience le prouve, que les animaux des contrées du Midi ont les poils plus soyeux que ceux du Nord. Relativement à la couleur, les uns disent que plus on avance vers le Nord, plus les poils des animaux se rapprochent de la couleur blanche, et ils citent l'ours blanc, certaines souris blanches, et le lapin blanc, originaire de la Norwège.

Buffon dit au contraire, en parlant du Castor : « Tous diffèrent de couleur suivant le climat qu'ils habitent. Dans les contrées du Nord les plus reculées, ils sont noirs, et à mesure que l'on s'en éloigne, la couleur s'éclaircit et se mêle. Même chose pour le renard noir de la Sibérie, et l'ours noir que l'on ne trouve que dans les pays les plus froids. » Mais il cite aussi d'autres animaux qui, au contraire, brunissent en venant dans les contrées chaudes, et il ne paraît pas avoir cherché à établir une règle générale.

Nous pensons, nous, que la couleur d'une race étant blanche, elle noircira en changeant de climat, ou jaunira tout au moins, soit qu'elle soit transportée au Nord ou au Midi ; et que, si elle est noire, elle blanchira : le changement de climat se faisant sentir de la même manière.

Le croisement des races est une cause incontestable de diversité dans les couleurs ; les petits tiennent surtout du père et de la mère, et l'on voit marqués de noir et de blanc ceux qui proviennent d'un père noir et d'une mère blanche, ou réciproquement.

Ce que nous avons dit des tisserands anglais qui élèvent des stuarts, le prouve d'une manière incontestable, puisqu'ils se font forts d'obtenir un chien marqué de telle ou telle couleur, de telle ou telle manière.

Il est utile de connaître les couleurs des robes, parce que quelques-unes d'entre elles sont particulières à des races et aident à les reconnaître ; même chose pour la nature du poil, qui sert aussi parfois à connaître à première vue les chiens malades.

Une autre avantage qui va résulter de cette connaissance, c'est la facilité de faire un signalement qui permette de retrouver avec rapidité un chien perdu.

Nous voyons souvent dans les journaux des annonces semblables : « On a perdu un petit chien noir avec des taches blanches; il répond au nom de Black. On est prié de le rapporter, etc. » Ce signalement est celui de tous les chiens marqués de noir et de blanc, et ils sont nombreux; quant à répondre au nom de Black, le chien peut bien le faire quand il reconnaît la voix de son maître ou d'une connaissance, mais il ne répondra pas à la voix d'un étranger.

La première chose que doit faire une personne qui tient à un chien, doit être d'en établir le signalement, de cette façon on est à peu près sûr de le retrouver en cas de perte.

La nouvelle loi sur l'impôt des chiens va tendre à diminuer les individus, et, par suite, à améliorer les races; les chiens auront aussi plus de valeur, car on ne paierait pas pour un chien inutile.

La nature du poil des chiens les fait diviser en quatre catégories :

1° Chiens à longs poils rudes et épais; tels que les griffons, les terriers écossais, les briquets.

2° Chiens à longs poils soyeux; tels que les épagneuls, les bichons, les barbets.

3° Chiens à poils ras; braques, danois, mâtins, dogues, lévriers, levrons.

4° Chiens sans poils; chiens turcs et chinois.

Le chien griffon est blanc, roux, fauve, grisâtre, ou offre un mélange de ces couleurs; je n'en ai vu que très-rarement de noirs.

Le terrier écossais est un chien de petite espèce généralement blanc jaunâtre, ayant la truffe (*) noire : cette espèce détruit les rats et d'autres animaux nuisibles.

Les chiens courants sont de toutes les nuances connues; seulement, les noirs et les bruns foncés sont très-rares. Voici, extrait du *Dictionnaire des chasses* par Baudrillart et de Quingery, le portrait d'un parfait chien courant :

« Il faut qu'il ait la tête bien attachée, et plus lon-
» gue que grosse, le front large, l'œil gros et gai, les
» naseaux ouverts et humides, l'oreille mince, large,
» tombante, plus longue que le nez; le corps d'une
» grosseur proportionnée à sa longueur; les épaules ni
» étroites, ni charnues; les hanches hautes et larges;
» la queue forte et velue à son origine, longue, déliée,
» presque dégarnie de poil à son extrémité, et recour-
» bée d'un demi-cercle; la cuisse bien troussée et bien
» gigotée, le jarret droit, la jambe nerveuse, le pied
» petit, sec et pointu, les ongles gros et courts. Il doit
» être, en général, plus haut du derrière que du de-
» vant. Les chiens qui ne sont pas conformés ainsi cou-
» rent mal, et ne sont bons qu'à faire des limiers. »

Les chiens braques sont aussi de toutes les nuances.

Les chiens lévriers sont généralement blancs ou blancs-jaunâtres, — couleur café au lait.

Le danois est moucheté ou léopardé généralement de noir et de blanc.

(*) On nomme ainsi le bout du nez.

Le barbet est plutôt blanc que noir.

Le chien de berger est couleur fauve.

Le Terre-Neuve, toujours noir ou blanc, ou mélangé de ces deux couleurs.

Les Queen-Charles, noirs et marqués de feu, — ou tout noirs avec des petites taches de feu au-dessus des yeux.

Les Stuarts sont blancs marqués de jaune (*). Malgré cela, on ne peut établir de règles absolues, et il se présente à chaque instant des exceptions.

On peut diviser les chiens en deux grandes catégories, et nous ne sachons pas que personne y ait encore songé, savoir : ceux qui portent les oreilles droites, tels que les chiens de bergers, les lévriers, les levrons, les dogues, les danois, le chien de Laponie, les chiens-loups, etc., et ceux qui portent les oreilles pendantes, tels que les braques, les chiens courants, les barbets, les bassets, les épagneuls, les Stuarts, etc.

Au moyen de ces détails, il sera toujours facile d'établir un signalement bien net et compréhensible pour tous.

Voici, au reste, la marche à suivre; c'est celle qui était adoptée dans les chenils de Chantilly, de Saint-Germain, du Rainey, et sans doute aussi celle que l'on suit dans la vénerie impériale :

Nom du chien.

Age.

Race. (Épagneul, barbet, lévrier, etc.)

Espèce. (S'entend du service auquel il est employé : chasse, garde ou luxe.)

Robe. (Indiquer les couleurs dominantes.)

Nature du poil. (Rude ou soyeux, long ou ras.)

(*) Quelquefois blancs et noirs, et souvent noirs avec des taches de feu. Ces taches sont généralement placées au-dessus des yeux, et au bas des pattes).

Taille. (Les chiens se mesurent au sommet du garrot, comme les chevaux).

Couleur des yeux.

Couleur de la truffe.

Taches particulières. (Bien indiquer ces dernières, et leur position sur le corps.)

Avec un signalement traité de la sorte vous pouvez retrouver un chien, le reconnaître au bout de dix ans, et surtout le reconnaître entre mille. Un autre avantage, c'est que le premier individu venu peut, à l'aide de ce signalement, trouver un chien qu'il n'aurait jamais vu. Je doute que cela puisse se faire à l'aide des renseignements que l'on a l'habitude de fournir en cas de perte.

AGE DU CHIEN.

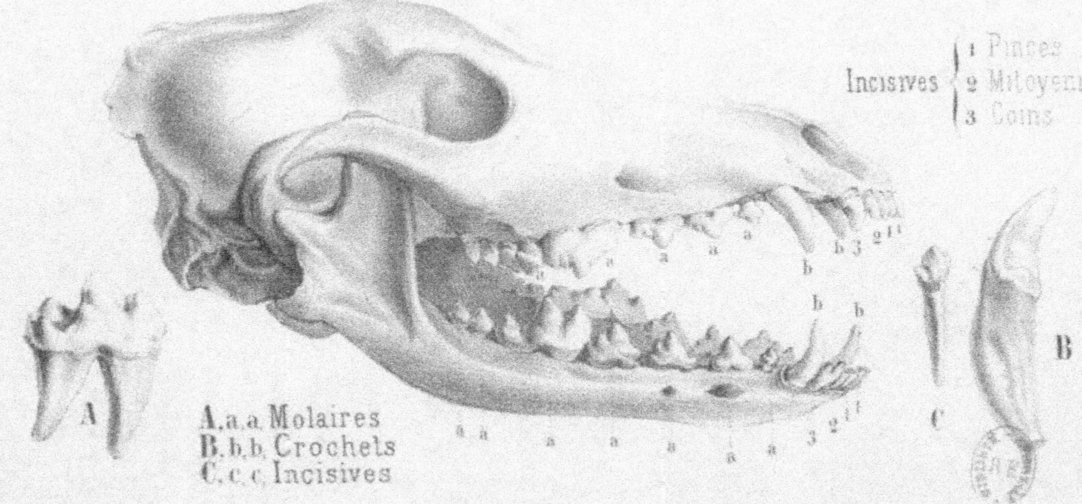

Incisives { 1 Pinces
2 Mitoyennes
3 Coins
A.a.a. Molaires
B.b.b. Crochets
C.c.c. Incisives
A
B
C
J. Philippe del.

AGE DU CHIEN.

Les dents du chien étant remplacées de très-bonne heure, on ne peut découvrir son âge à l'éruption, — qui donne toujours des signes certains, — et il faut se guider par l'usure seule. On conçoit, dès-lors, combien il est difficile de constater l'âge de cet animal avec une grande exactitude, puisque chez certains d'entre eux, les dents cariées de très-bonne heure par suite de la nourriture qu'on leur donne, présentent des signes prématurés de vieillesse.

Malgré cela, nous allons indiquer quelques moyens pour en arriver à établir l'âge avec assez de justesse, dans les cas où les dents n'ont subi aucune altération anormale.

Les dents du chien sont au nombre de quarante-deux ; elles se divisent en *incisives*, *canines* ou *crochets* et *molaires*.

La mâchoire supérieure est garnie de vingt dents, savoir : douze molaires, deux canines et six incisives. La mâchoire inférieure, qui est garnie de vingt-deux dents, compte deux molaires de plus (*planche* IV).

Les incisives sont les six dents de devant ; elles se

divisent en *pinces*, *mitoyennes* et *coins*. Les *pinces* sont les deux dents du milieu, les *coins* sont celles qui avoisinent les *crochets*, et les *mitoyennes* sont placées entre les *pinces* et les *coins*.

A représente une molaire.

B représente une canine ou crochet.

C représente une incisive.

Contrairement à ce que l'on remarque chez les solipèdes, les coins sont plus forts que les mitoyennes, et celles-ci plus fortes que les coins.

La dent incisive vierge présente, dans sa partie extérieure, trois tubercules : l'un médian, qui est le plus fort, et les deux autres latéraux, offrant ensemble une figure semblable à un trèfle ou à la partie supérieure d'une fleur de lis (*planche* IV, c.)

Cette disposition se fait surtout remarquer aux incisives de la mâchoire supérieure.

Ainsi, chez le bœuf et le mouton, on trouve, à la face interne des incisives, une *table* ou *ovale*, séparée de la racine par un bord très-prononcé, dont les extrémités marquent les lobes latéraux. Nous donnons ces détails pour bien indiquer la forme extérieure des dents, cette table ne servant en rien à la connaissance de l'âge.

Lorsque la dent est soumise à l'usure, le lobe médian qui dépasse les autres et forme le corps de la dent disparaît le premier, et, lorsque l'usure est arrivée jusqu'aux points de jonction des lobes latéraux, la dent ne présentant plus la fleur de lis ou trèfle, a effectué son rasement.

Les premières incisives, — dents de lait ou caduques, — sont bien plus petites et plus pointues que les dents adultes, mais présentent cependant des lobes latéraux. Au moment de leur éruption, — première quinzaine après la naissance, — elles laissent entre elles un assez grand écartement, nécessairement comblé par la venue des dents adultes.

Les dents canines ou crochets, au nombre de deux à chaque mâchoire, sont placées immédiatement à la suite des incisives, l'une à droite, l'autre à gauche. Ces dents sont très-fortes, très-allongées, recourbées en arrière et en dehors; celles de la mâchoire supérieure, plus grosses, laissent cependant entre elles et les coins un petit espace où se logent les canines inférieures.

Les canines sont caduques ainsi que les incisives, et elles se distinguent alors des adultes par leur forme grêle et allongée.

Ces dents s'usant plus ou moins vite suivant le genre de nourriture de l'animal, et se cassant souvent par suite de l'usage qu'en fait le chien pour attaquer ou se défendre, on ne peut s'en servir d'une façon bien sûre pour arriver à la constatation de l'âge

Les molaires sont réparties ainsi : douze à la mâchoire supérieure, quatorze à l'inférieure ; la plus forte est, à chaque mâchoire, la première arrière-molaire, quatrième dent à la mâchoire supérieure, cinquième à l'inférieure. Les avant-molaires sont caduques, les arrière-molaires ne le sont pas. Toutes ces dents sont terminées par des lobes assez aigus, propres à déchirer et broyer une nourriture animale.

La première molaire sortant à six semaines et la dernière à six mois, elles ne peuvent servir à indiquer l'âge que pendant ce court espace de temps.

Analyse chimique des dents.

Avant de parler des signes fournis par les dents pour la connaissance de l'âge, nous allons donner quelques détails sur leur composition chimique, détails qui feront comprendre plus facilement les causes de leurs altérations.

La dent est un corps dur, de nature osseuse, recouverte à sa surface d'une matière vitriforme, connue sous le nom d'émail. La dent se divise en deux parties : la *couronne*, qui est la partie à découvert, revêtue d'une matière blanche, demi-transparente, très-dure — l'*émail*; — au milieu de la couronne se trouve une cavité remplie d'une pulpe à laquelle se rattachent les nerfs et les vaisseaux qui traversent la racine, deuxième partie de la dent.

La racine, enchâssée dans les alvéoles, est tout à fait analogue à l'os par ses propriétés physiques.

L'émail des dents du chien contient beaucoup plus de phosphate de chaux que la partie osseuse, et ne renferme nulle trace de soude ou de chlorure de sodium, que l'on trouve en minime quantité dans la racine.

La composition des dents du chien est analogue à celle de l'homme. — En voici, pour l'émail, les proportions, selon Berzélius : cent parties d'émail renferment 88.5. de phosphate de chaux (*).

8 de carbonate de chaux (**).

(*) Sel formé d'acide phosphorique..........	55.62
Chaux..	44.38
	100.00

Sa formule = Ph.^{2} O^5, ^{3} C a O.

(**) Sel formé d'acide carbonique............	43.2
Oxide de calcium..............................	56.8
	100.0

Sa formule = C a O, C O^2.

1.5 de phosphate de magnésie (*).

La partie osseuse de la dent est ainsi composée :

Cartilage... 28.0
Phosphate de chaux.......................... 64.3
Carbonate de chaux........................... 5.3
Phosphate de magnésie...................... 4.0
Soude avec chlorure de sodium (**).... 1.4
                                          ———
                                          100.0

D'après cet exposé analytique de la composition des dents, les personnes qui connaissent un peu de médecine et de chimie se rendent facilement compte de l'influence de la nourriture sur les dents, non comme plusieurs personnes pourraient le croire à cause du contact des dents avec des aliments plus ou moins acides, mais par suite des principes nutritifs contenus dans les substances alimentaires végétales ou animales. C'est ainsi que les jeunes chiens à qui l'on donne beaucoup de sucre ont presque toutes les dents gâtées, parce que cette substance, qui ne contient que du carbone, de l'hydrogène et de l'oxigène, — voici sa for-

(*) Sel formé d'acide phosphorique et d'oxide de magnésium — magnésie — par parties sensiblement égales.

Sa formule — $Mg\ O, Ph^a\ O^5$.

Et deux parties membraneuses.

(**) La soude est un protoxide de sodium. Voici sa composition d'après le terme moyen des analyses de MM. Gay-Lussac, Thénard, Berzélius et Davy :

Sodium........................... 100...... 1 atome.
Oxigène.......................... 33.5.... 1 atome.
Sa formule = NO.
Le chlorure de sodium ou sel marin est ainsi formé :
Sodium........................... 34.65.... 1 atome.
Chlore........................... 65.35 ou 2 atomes.
                                ———
                                100.00

Sa formule = $N\ Cl^2$.

mule selon Berzélius : $C^{12} H^{21} O^{10}$, — échauffe l'animal et ne verse dans le torrent circulatoire aucune partie contenant des carbonates et phosphates de chaux nécessaires à la formation et à l'entretien des dents.

Signes fournis par les dents pour la connaissance de l'âge.

Les chiens qui n'ont pas en naissant leurs incisives et leurs crochets, ne tardent pas à en être pourvus; quelquefois ces dents paraissent dans la huitaine et d'autres fois dans la quinzaine qui suit la naissance.

Les dents caduques sont remplacées de bonne heure par les dents adultes. Voici dans quel ordre :

A deux mois, les pinces et les mitoyennes tombent les premières ; de deux à trois mois, les coins , ce qui constitue le changement complet des incisives. Vers cinq mois, les crochets sont remplacés. Vers huit mois, l'éruption est complète.

Cette époque de huit mois, nécessaire au remplacement des caduques par les dents adultes, varie beaucoup suivant la taille et l'espèce des animaux. Ainsi, les grands chiens font leurs dents plus vite que les petits.

A l'âge d'un an , les dents sont parfaites, fraîches , blanches, et ne présentent à l'œil aucune usure. D'un an à deux, les pinces de la mâchoire inférieure commencent à s'user, et leur trèfle, toujours imparfait, a complètement disparu à la fin de la deuxième année.

A trois ans, le trèfle disparaît aux mitoyennes inférieures, et les pinces supérieures commencent à s'user. A quatre ans, les pinces de la mâchoire supérieure ont, à leur tour, vu disparaître le trèfle ; leur rasement est complet ; les dents commencent à perdre de leur blancheur. A cinq ans, le trèfle disparaît aux mitoyennes supérieures.

A partir de cette époque, il devient totalement impossible d'établir des données exactes sur l'âge du chien; on ne peut que l'estimer approximativement par l'état de l'usure des crochets ou canines et des coins supérieurs, par la couleur jaune des dents et par leur déchaussement.

Les signes que nous avons indiqués pour la connaissance des premiers âges, sont certains d'une manière générale, ce qui n'exclut pas quelques exceptions, provenant, comme nous l'avons dit plus haut, de la nature des aliments, de l'état de santé et des habitudes des chiens. Ainsi, les bull-dogs, les mâtins, habitués à ronger des os, ont leurs incisives complètement usées de deux à trois ans, tandis que ceux qui n'ont qu'une nourriture dont la préparation comme bol alimentaire demande moins de force rongeante, les conservent intactes pendant plus longtemps.

LÉGISLATION DE LA CHASSE.

LÉGISLATION DE LA CHASSE.

La loi salique (440) est la première, en France, qui
mentionne des dispositions relatives à la chasse. Depuis
lors, jusqu'au règne de Charlemagne (843), on ne trouve
aucune trace de prohibition, à l'exception toutefois
d'une ordonnance, qui défend seulement aux ecclésias-
tiques d'aller à la chasse ; il est dont présumable qu'au
commencement de la monarchie la chasse était libre
pour tous. A défaut de la loi, chacun se faisait justice
à sa manière, témoin Gontran, roi de Bourgogne, qui
fait lapider son chambellan pour avoir tué un buffle
dans ses forêts... Enguerrand de Courcy qui fait pen-
dre en 1270, sous le règne de saint Louis, deux jeunes
gentilshommes qui avaient chassé sur ses terres.

Alors les provinces arrêtaient entre elles des dispositions prohibitives, toujours au profit des nobles et
au préjudice des roturiers. Quelques villes rachetaient
pourtant, au moyen de redevances, le droit de chasse
pour leurs habitants ; mais, hormis les deux mons-

trueux exemples signalés plus haut, les peines encourues par les délinquants n'étaient d'ordinaire que l'amende, la confiscation, le tout réglé arbitrairement.

En compulsant les chroniques du temps, afin de remonter à l'origine de la peine de mort appliquée pour délit de chasse, le premier document est de 1283 (Coutumes de Beauvoisis).

La première ordonnance restrictive du droit de chasse, a paru en 1318, sous Philippe-le-Long. Elle porte que les délinquants seront condamnés à l'amende et à la prison.

Charles VI y ajouta la confiscation des engins.

Louis XI *prononça la peine de mort.*

Charles VIII la laissa subsister.

François Ier l'autorisa dans le seul cas de récidive.

Henri II, voulant éviter l'application d'une peine aussi rigoureuse, fixa pour le gibier un prix dont la modicité rendit moins fréquents les délits de chasse.

Charles IX (auteur de la *Chasse royale*), n'imitant pas l'indulgence de son prédécesseur, fit appliquer la peine de mort. Un édit enregistré au Parlement *enjoint aux laboureurs et autres de ne mener dans les champs que des chiens ayant le jarret coupé.*

Henri IV, nonobstant sa bonté proverbiale, ajouta à cette peine les verges, le carcan et le bannissement.

Louis XIII ne changea rien à ces dispositions, mais sous son règne la peine de mort ne fut pas appliquée pour délit de chasse. Ce monarque se dédommagea sur les duellistes.

Louis XIV supprima la peine de mort.

Louis XV confirma les ordonnances de Louis XIV ; toutefois, il fit paraître un arrêté portant défense de port d'armes à feu en Corse sous peine de mort. Cette rigueur était motivée par les nombreux assassinats qui se commettaient dans l'île.

Sous Louis XVI, la révolution de 1789 ayant aboli les priviléges et abrogé toutes les ordonnances antérieures, l'Assemblée nationale, par une loi en date du 30 avril 1790, étendit à tous les propriétaires le droit de chasse, et prononça en répression des délits la confiscation des engins, l'amende et la prison.

L'arrêté du Directoire exécutif de 1796 (an V) interdit la chasse seulement dans les forêts nationales, et maintient la loi de 1790.

Le décret du 12 mars 1806 fixe le prix des permis de port d'armes à 30 francs.

Celui du 4 mai 1812 stipule les peines encourues par les braconniers, et fixe de six jours à un mois la durée de la prison.

La loi du 28 avril 1816, sans abroger les ordonnances, lois et décrets qui régissent la matière, réduit à 15 francs le permis de port d'armes, et supprime la faculté accordée par le décret du 22 mars 1814, aux personnes décorées des ordres français, de ne payer que 1 fr. pour l'obtention du permis de port d'armes.

En résumé, les priviléges ayant disparu en 1789, les lois antérieures furent rapportées et remplacées par celles du 30 avril 1790, qui a continué à être en vigueur jusqu'à la promulgation de la nouvelle loi en date du 3 mai 1844 (*).

(*) Voir le TRAITÉ COMPLET DU DROIT DE CHASSE, par M. Petit, conseiller à la Cour royale de Douai, Paris, 1838.

LOI

SUR LA POLICE DE LA CHASSE.

Au palais des Tuileries, le 3 mai 1844.
(Promulguée le 4 mai.)

LOUIS–PHILIPPE, roi des Français,

A tous, présents et à venir, salut.

Nous avons proposé, les Chambres ont adopté, nous avons ordonné et ordonnons ce qui suit :

SECTION PREMIÈRE.

De l'Exercice du droit de chasse.

ARTICLE 1ᵉʳ. — Nul ne pourra chasser, sauf les exceptions ci-après, si la chasse n'est pas ouverte, et s'il ne lui a pas été délivré un permis de chasse par l'autorité compétente.

Nul n'aura la faculté de chasser sur la propriété d'autrui sans le consentement du propriétaire ou de ses ayants-droit.

ART. 2. — Le propriétaire ou chasseur peut chasser ou faire chasser en tout temps, sans permis de chasse, dans ses possessions attenant à une habitation, et entourées d'une clôture continue faisant obstacle à toute communication avec les héritages voisins.

ART. 3. — Les préfets détermineront, par des arrêtés publiés au moins dix jours à l'avance, l'époque de l'ouverture et celle de la clôture de la chasse, dans chaque département.

Art. 4. — Dans chaque département, il est interdit de mettre en vente, de vendre, d'acheter, de transporter et de colporter du gibier pendant le temps où la chasse n'y est pas permise.

En cas d'infraction à cette disposition, le gibier sera saisi, et immédiatement livré à l'établissement de bienfaisance le plus voisin, en vertu soit d'une ordonnance du juge de paix, si la saisie a eu lieu au chef-lieu de canton, soit d'une autorisation du maire, si le juge de paix est absent, ou si la saisie a été faite dans une commune autre que celle du chef-lieu. Cette ordonnance ou cette autorisation sera délivrée sur la requête des agents ou gardes qui auront opéré la saisie, et sur la présentation d'un procès-verbal régulièrement dressé.

La recherche du gibier ne pourra être faite à domicile que chez les aubergistes, chez les marchands de comestibles et dans les lieux ouverts au public.

Il est interdit de prendre ou de détruire, sur le terrain d'autrui, des œufs ou des couvées de faisans, de perdrix et de cailles.

Art. 5. — Les permis de chasse seront délivrés, sur l'avis du maire et du sous-préfet, par le préfet du département dans lequel celui qui en fera la demande aura sa résidence et son domicile.

La délivrance des permis de chasse donnera lieu au payement d'un droit de quinze francs (15 fr.) au profit de l'État, et de dix francs (10 fr.) au profit de la commune dont le maire aura donné l'avis énoncé au paragraphe précédent.

Les permis de chasse seront personnels ; il seront valables pour tout le royaume, et pour un an seulement.

Art. 6 — Le préfet pourra refuser le permis de chasse :

1° A tout individu majeur qui ne sera point personnellement inscrit, ou dont le père ou la mère ne serait pas inscrit au rôle des contributions ;

2° A tout individu qui, par une condamnation judiciaire, a été privé de l'un ou de plusieurs des droits énumérés dans l'art. 42 du Code pénal, autres que le droit de port d'armes ;

3° A tout condamné à un emprisonnement de plus de six mois pour rébellion ou violence envers les agents de l'autorité publique ;

4° A tout condamné pour délit d'association illicite, de fabrication, débit, distribution de poudre, armes ou autres munitions de guerre, de menaces écrites ou de menaces verbales avec ordre ou sous condition; d'entraves à la circulation des grains ; de dévastation d'arbres ou de récolte sur pied, de plants venus naturellement ou fait de main d'homme ;

5° A ceux qui auront été condamnés pour vagabondage, mendicité, vol, escroquerie ou abus de confiance.

La faculté de refuser le permis de chasse aux condamnés dont il est question dans les §§ 3, 4 et 5, cessera cinq ans après l'expiration de la peine.

Art. 7.— Le permis de chasse ne sera pas délivré :

1° Aux mineurs qui n'auront pas seize ans accomplis;

2° Aux mineurs de seize à vingt et un ans, à moins que les permis ne soient demandés pour eux par leur père, mère, tuteur ou curateur, porté au rôle des contributions ;

3° Aux interdits ;

4° Aux gardes champêtres ou forestiers des communes et établissements publics, ainsi qu'aux gardes forestiers de l'État et aux gardes-pêche.

ART. 8.— Le permis de chasse ne sera pas accordé :

1° A ceux qui, par suite de condamnations, sont privés des droits de port d'armes ;

2° A ceux qui n'auront pas exécuté les condamnations prononcées contre eux pour l'un des délits prévus par la présente loi ;

3° A tout condamné placé sous la surveillance de la haute police.

ART. 9. — Dans le temps où la chasse est ouverte, le permis donne, à celui qui l'a obtenu, le droit de chasser de jour, à tir et à courre, sur ses propres terres, et sur les terres d'autrui avec le consentement de celui à qui le droit de chasse appartient.

Tous autres moyens de chasse, à l'exception des furets et des bourses destinées à prendre le lapin, sont formellement prohibés.

Néanmoins, les préfets des départements, sur l'avis des conseils généraux, prendront des arrêtés pour déterminer :

1° L'époque de la chasse des oiseaux de passage, autres que la caille, et les modes et procédés de cette chasse ;

2° Le temps pendant lequel il sera permis de chasser le gibier d'eau dans les marais, sur les étangs, fleuves et rivières ;

3° Les espèces d'animaux malfaisants ou nuisibles que les propriétaire, possesseur ou fermier, pourra en tout temps détruire sur ses terres, et les conditions de l'exercice de ce droit appartenant au propriétaire ou au fermier de repousser ou de détruire, même avec des armes à feu, les bêtes fauves qui porteraient dommage à ses propriétés.

Ils pourront également prendre des arrêtés :

1° Pour prévenir la destruction des oiseaux ;

2° Pour autoriser l'emploi des chiens lévriers pour la destruction des animaux malfaisants ou nuisibles ;

3° Pour interdire la chasse pendant les temps de neige.

ART. 10. — Des ordonnances royales détermineront la gratification qui sera accordée aux gardes et gendarmes, rédacteurs de procès-verbaux ayant pour objets de constater les délits.

SECTION DEUXIÈME.

Des Peines.

ART. 11. — Seront punis d'une amende de seize à cent francs :

1° Ceux qui auront chassé sans permis de chasse ;

2° Ceux qui auront chassé sur le terrain d'autrui sans le consentement du propriétaire.

L'amende pourra être portée au double, si le délit a été commis sur des terres non dépouillées de leurs fruits, ou s'il a été commis sur un terrain entouré d'une clôture continue faisant obstacle à toute communication avec les héritages voisins, mais non attenant à une habitation.

Pourra ne pas être considéré comme délit de chasse le fait du passage des chiens courants sur l'héritage d'autrui, lorsque ces chiens seront à la suite d'un gibier lancé sur la propriété de leurs maîtres, sauf l'action civile, s'il y a lieu, en cas de dommage;

3° Ceux qui auront contrevenu aux arrêtés des préfets concernant les oiseaux de passage, le gibier d'eau, la chasse en temps de neige, l'emploi des chiens lévriers, ou aux arrêtés concernant la destruction des oiseaux et celle des animaux nuisibles ou malfaisants;

4° Ceux qui auront pris ou détruit, sur le terrain d'autrui, des œufs ou couvées de faisans, de perdrix ou de cailles;

5° Les fermiers de la chasse, soit dans les bois soumis au régime forestier, soit sur les propriétés dont la chasse est louée au profit des communes ou établissements publics, qui auront contrevenu aux clauses et conditions de leurs cahiers de charges relatives à la chasse.

ART. 12. —Seront punis d'une amende de cinquante à deux cents francs, et pourront en outre l'être d'un emprisonnement de six jours à deux mois :

1° Ceux qui auront chassé en temps prohibé;

2° Ceux qui auront chassé pendant la nuit ou à l'aide d'engins et d'instruments prohibés, ou par d'autres moyens que ceux qui sont autorisés par l'article 9;

3° Ceux qui seront détenteurs ou ceux qui seront trouvés munis ou porteurs, hors de leur domicile, de filets, engins ou autres instruments de chasse prohibés;

4° Ceux qui, en temps où la chasse est prohibée, auront mis en vente, vendu, acheté, transporté ou colporté du gibier;

5° Ceux qui auront employé des drogues ou appâts qui sont de nature à enivrer le gibier ou le détruire;

6° Ceux qui auront chassé avec appeaux, appelants ou chanterelles.

Les peines déterminées par le présent article pourront être portées au double contre ceux qui auront chassé pendant la nuit sur le terrain d'autrui et par l'un des moyens spécifiés au § 2, si les chasseurs étaient munis d'une arme apparente ou cachée.

Les peines déterminées par l'article 11, et par le présent article, seront toujours portées au maximum, lorsque les délits auront été commis par les gardes champêtres ou forestiers des communes, ainsi que par les gardes forestiers de l'Etat et des établissements publics.

Art. 13. — Celui qui aura chassé sur le terrain d'autrui sans son consentement, si ce terrain est attenant à une maison habitée ou servant à l'habitation, et s'il est entouré d'une clôture continue faisant obstacle à toute communication avec les héritages voisins, sera puni d'une amende de cinquante à trois cents francs, et pourra l'être d'un emprisonnement de six jours à trois mois.

Si le délit a été commis pendant la nuit, le délinquant sera puni d'une amende de cent francs à mille francs, et pourra l'être d'un emprisonnement de trois mois à deux ans, sans préjudice, dans l'un et l'autre cas, s'il y a lieu, de plus fortes peines, prononcées par le Code pénal.

Art. 14. — Les peines déterminées par les trois articles qui précèdent pourront être portées au double si le délinquant était en état de récidive, et s'il était déguisé ou masqué, s'il a pris un faux nom, s'il a usé de violence envers les personnes, ou s'il a fait des menaces, sans préjudice, s'il y a lieu, de plus fortes peines prononcées par la loi.

Lorsqu'il y aura récidive, dans les cas prévus en l'article 14, la peine de l'emprisonnement de six jours à trois mois pourra être appliquée si le délinquant n'a pas satisfait aux condamnations précédentes.

ART. 15. — Il y a récidive lorsque, dans les douze mois qui ont précédé l'infraction, le délinquant a été condamné en vertu de la présente loi.

ART. 16. — Tout jugement de condamnation prononcera la confiscation de filets, engins et autres instruments de chasse. Il ordonnera, en outre, la destruction des instruments de chasse prohibés.

Il prononcera également la confiscation des armes, excepté dans le cas où le délit aura été commis par un individu muni d'un permis de chasse, dans le temps où la chasse est autorisée.

Si les armes, filets, engins ou autres instruments de chasse n'ont pas été saisis, le délinquant sera condamné à les représenter ou à en payer la valeur, suivant la fixation qui en sera faite par le jugement, sans qu'elle puisse être au-dessous de cinquante francs.

Les armes, engins ou autres instruments de chasse, abandonnés par les délinquants restés inconnus, seront saisis et déposés au greffe du tribunal compétent. La confiscation et, s'il y a lieu, la destruction en seront ordonnées sur le vu du procès-verbal

Dans tous les cas, la quotité des dommages-intérêts est laissée à l'appréciation des tribunaux.

ART. 17. — En cas de conviction de plusieurs délits prévus par la présente loi, par le Code pénal ordinaire ou par les lois spéciales, la peine la plus forte sera seule prononcée.

Les peines encourues pour des faits postérieurs à la déclaration du procès-verbal de contravention pourront être annulées, s'il y a lieu, sans préjudice des peines de la récidive.

ART. 18. — En cas de condamnation pour délits prévus par la présente loi, les tribunaux pourront priver le délinquant du droit d'obtenir un permis de chasse pour un temps qui n'excédera pas cinq ans.

ART. 19. — La gratification mentionnée en l'art. 10 sera prélevée sur le produit des amendes.

Le surplus desdites amendes sera attribué aux communes sur le territoire desquelles les infractions auront été commises.

ART. 20. — L'art. 463 du Code pénal ne sera pas applicable aux délits prévus par la présente loi.

—

SECTION TROISIÈME.

De la Poursuite et du Jugement.

ART. 21. — Les délits prévus par la présente loi seront prouvés, soit par procès-verbaux ou rapports, soit par témoins, à défaut de rapport et procès-verbaux, ou à leur appui.

ART. 22. — Les procès-verbaux des maires et adjoints, commissaires de police, officier, maréchal-des-logis ou brigadier de gendarmerie, gendarmes, gardes forestiers, gardes-pêche, gardes champêtres, ou gardes assermentés des particuliers, feront foi jusqu'à preuve contraire.

ART. 23. — Les procès-verbaux des employés des contributions indirectes et des octrois feront également foi jusqu'à preuve contraire, lorsque, dans la limite de leurs attributions respectives, ces agents rechercheront et constateront les délits prévus par le § 1er de l'art. 4.

ART. 24. — Dans les vingt-quatre heures du délit, les procès-verbaux des gardes seront, à peine de nullité, affirmés par les rédacteurs devant le juge de paix ou l'un de ses suppléants, ou devant le maire ou l'adjoint, soit de la commune de leur résidence, soit de celle où le délit aura été commis.

ART. 25. — Les délinquants ne pourront être saisis ni désarmés; néanmoins, s'ils sont déguisés ou masqués, s'ils refusent de faire connaître leurs noms, ou s'ils n'ont pas de domicile connu, ils seront conduits immédiatement devant le maire ou le juge de paix, lequel s'assurera de leur individualité.

ART. 26. — Tous les délits prévus par la présente loi seront poursuivis d'office par le ministère public, sans préjudice du droit conféré aux parties lésées par l'art. 182 du Code d'instruction criminelle.

Néanmoins, dans le cas de chasse sur le terrain d'autrui sans le consentement du propriétaire, la poursuite d'office ne pourra être exercée par le ministère public, sans une plainte de la partie intéressée, qu'autant que le délit aura été commis dans un terrain clos, suivant les termes de l'art. 2, et attenant à une habitation, ou sur des terres non encore dépouillées de leurs fruits.

ART. 27. — Ceux qui auront commis conjointement les délits de chasse seront condamnés solidairement aux amendes, dommages-intérêts et frais.

ART. 28. — Le père, la mère, le tuteur, les maîtres et commettants sont civilement responsables des délits de chasse commis par leurs enfants mineurs non mariés, pupilles demeurant avec eux, domestiques ou préposés, sauf tout recours de droit.

Cette responsabilité sera réglée conformément à l'art. 1384 de Code civil, et ne s'appliquera qu'aux dommages—intérêts et frais, sans pouvoir toutefois donner lieu à la contrainte par corps.

ART. 29. — Toute action relative aux délits prévus par la présente loi sera prescrite par le laps de trois mois, à compter du jour du délit.

—

SECTION QUATRIÈME.

Dispositions générales.

ART. 30. — Les dispositions de la présente loi relatives à l'exercice du droit de chasse ne sont pas applicables aux propriétés de la couronne. Ceux qui commettraient des délits de chasse dans ces propriétés seront poursuivis et punis conformément aux sections II et III.

ART. 31. — Le décret du 4 mai 1812 et la loi du 30 avril 1790 sont abrogés.

Sont et demeurent également abrogés, les lois, arrêtés, décrets et ordonnances intervenus sur les matières réglées par la présente loi, en tout ce qui est contraire à ses dispositions.

La présente loi, discutée, délibérée et adoptée par la Chambre des pairs et par celle des députés, et sanctionnée par nous cejourd'hui, sera exécutée comme loi de l'État.

DONNONS EN MANDEMENT à nos cours et tribunaux, préfets, corps administratifs, et tous autres, que les présentes ils gardent et maintiennent, fassent garder, observer et maintenir, et, pour les rendre plus notoires à tous, ils les fassent publier et enregistrer partout où besoin sera; et, afin que ce soit chose ferme et stable à toujours, nous y avons fait mettre notre sceau.

Fait au palais des Tuileries, le troisième jour du mois de mai de l'an 1844.

Signé LOUIS-PHILIPPE.

Par le Roi :

Le Garde des sceaux de France, Ministre secrétaire d'État au département de la justice et des cultes,

Signé N. MARTIN (du Nord).

Vu et scellé du grand sceau :

Le Garde des sceaux de France, Ministre secrétaire d'État au département de la justice et des cultes,

Signé N. MARTIN (du Nord.)

CIRCULAIRE

DE M. LE MINISTRE DE LA JUSTICE CONCERNANT L'EXÉCUTION DE LA LOI DU 3 MAI 1844 SUR LA POLICE DE LA CHASSE.

Paris, 8 mai 1844.

Monsieur le procureur-général, l'opinion publique accusait depuis longtemps notre législation sur la chasse de faiblesse et d'insuffisance; elle demandait contre le braconnage des moyens de répression plus sévères et plus efficaces. Le vœu qu'elle a exprimé a été entendu par le gouvernement et les Chambres : la loi sur la police de la chasse a été rendue. Si cette loi est exécutée comme elle doit l'être, avec une sage fermeté, elle fera cesser les abus qui excitaient de si vives et de si justes réclamations. Elle sera un bienfait pour la propriété et l'agriculture, qui regardent avec raison les braconniers comme l'un de leurs plus redoutables fléaux; elle préservera le gibier de la destruction complette et prochaine dont il était menacé; elle aura enfin un résultat moral qui doit l'agrandir et en relever l'importance aux yeux de tous les gens de bien : elle empêchera une classe nombreuse et intéressante de la société de se livrer à des habitudes d'oisiveté et de désordres qui conduisaient trop souvent au crime. Les fonctions que vous remplissez vous mettent à même de reconnaître et d'apprécier mieux que personne les avantages incontestables de cette loi. Je viens vous prier d'en surveiller l'exécution, et vous signaler celles de ses dispositions sur lesquelles votre attention me paraît devoir se fixer plus particulièrement.

La loi est divisée en quatre sections, dont la première renferme toutes les prescriptions relatives à l'exercice du droit de chasse. Cette première partie est celle qui contient les innovations les plus nombreuses et les plus importantes.

L'article 1er établit en principe que nul ne pourra chasser, même sur sa propriété, si la chasse n'est pas ouverte, et s'il ne lui a pas été délivré un permis de chasse par l'autorité compétente. Il modifie l'ancienne législation, en ce qu'il exige, pour tous les procédés et moyens de chasse, le permis de l'autorité, qui n'était exigé par le décret du 4 mai 1812 que pour la chasse au fusil; et afin de qualifier ce permis d'une manière qui en indique la portée, il lui donne le nom de permis de chasse au lieu du nom de permis de port d'armes de chasse, sous lequel le décret de 1812 le désignait. Pour être fidèle à la pensée de la loi, il faut entendre le mot chasse dans le sens le plus général, et l'appliquer sans distinction à la recherche, à la poursuite de tout animal sauvage ou de tout oiseau. C'est ainsi, au surplus, que ce mot a été entendu par la Cour de cassation, même sous l'empire de la législation de 1790 et de 1812. Il en résulte que, quel que soit l'animal sauvage ou l'oiseau que l'on chasse, et s'il s'agit d'oiseaux de passage, quels que soient le moyen et le procédé de chasse dont on soit autorisé à se servir, un permis de chasse est nécessaire.

L'article 2 admet une exception au principe général posé dans l'article 1er : il autorise le propriétaire ou possesseur à chasser ou faire chasser en tout temps dans ses possessions, attenant à une habitation et entourées d'une clôture continue faisant obstacle à toute communication avec les héritages voisins.

L'exception est beaucoup plus restreinte qu'elle ne l'était sous l'empire de la loi du 30 avril 1790. Cette dernière loi permettait au propriétaire ou possesseur de chasser en tout temps dans ses bois et dans celles de ses possessions qui étaient séparées des héritages voisins par des murs ou des haies vives, lors même qu'elles étaient éloignées d'une habitation. Dans certains départements, où presque tous les champs sont clos de haies, l'exception détruisait la règle ; d'un autre côté, on a reconnu que la chasse dans les bois à l'époque de la reproduction du gibier était aussi nuisible que la chasse en plaine. On a senti la nécessité de limiter l'exception autant que possible ; elle n'est donc accordée que pour les possessions attenant à une habitation, et il faudra encore que ces possessions soient entourées d'une clôture continue, formant obstacle à toute communication avec les héritages voisins.

J'appelle votre attention sur les termes employés par l'article 2, pour désigner la clôture. Les expressions les plus fortes ont été choisies à dessein pour bien faire comprendre qu'il ne s'agit pas ici de ces clôtures incomplètes comme on en rencontre beaucoup dans les campagnes, mais d'une clôture non interrompue et tellement parfaite qu'il soit impossible de s'introduire par un moyen ordinaire dans la propriété qui en est entourée.

Les modes de clôture ne sont pas les mêmes dans toute la France. Ils sont très-nombreux et varient à l'infini suivant les localités. C'est pour ce motif qu'il a paru nécessaire de ne pas indiquer dans la loi un genre de clôture plutôt qu'un autre, et de se contenter d'une définition qui serve de règle aux tribunaux.

L'article 4 mérite une attention particulière, à cause des innovations graves qu'il introduit dans la législation, et des mesures efficaces qu'il prescrit pour prévenir et réprimer le braconnage.

Sous la législation antérieure, quoique la chasse fût interdite pendant une partie de l'année, le commerce du gibier était permis en tout temps; les braconniers, trouvant toujours à se défaire du produit de leurs délits, exerçaient leur coupable industrie dans toutes les saisons. Le § Ier de l'article 4 détruira cette industrie. Il défend la mise en vente, la vente, l'achat, le transport et le colportage du gibier dans chaque département, pendant le temps où la chasse n'y est pas permise. Ces termes sont impératifs, absolus. Ils s'appliquent au gibier vendu, acheté ou transporté, quelle qu'en soit l'origine.

Celui qui usera du droit exceptionnel de chasser en temps prohibé sur un terrain attenant à une habitation et entouré d'une clôture continue, n'aura pas, plus que tout autre, la faculté de vendre ou de transporter son gibier. On a pensé que lui accorder cette faculté, c'eût été donner à d'autres le moyen d'éluder la loi, c'eût été rendre illusoires toutes les prohibitions contenues dans l'article 4.

Il est inutile de faire observer que le gibier d'eau et les oiseaux de passage pourront être vendus et transportés pendant le temps où la chasse en sera permise par les arrêtés des préfets, lors même que la chasse et conséquemment la vente et le transport du gibier ordinaire seraient interdits.

Le § 2 de l'article 4, qui prescrit de saisir le gibier mis en vente, vendu, acheté, colporté ou transporté en temps prohibé, et de le livrer immédiatement à l'établissement de bienfaisance le plus voisin, a paru le complément nécessaire des dispositions du premier paragraphe de cet article.

La saisie ne présentera ni difficultés ni inconvénients dans son exécution. La mise en vente, l'achat, le transport, le colportage du gibier pendant le temps où la chasse n'est pas permise, constituent toujours et nécessairement une infraction à la loi. L'excuse, même celle qui serait fondée sur la provenance légitime du gibier, ne sera jamais admissible.

Le § 3 de l'article 4 a limité les lieux où le gibier pourra être recherché, aux maisons des aubergistes, des marchands de comestibles, et aux lieux ouverts au public.

Le droit de recherche, ainsi limité, a pu être accordé sans danger aux fonctionnaires chargés de constater les infractions à l'article 4. En effet, le gibier qui sera découvert en temps prohibé, dans les auberges, chez les marchands de comestibles, dans les lieux ouverts au public, ne pourra jamais s'y trouver que par suite d'un délit.

Le dernier paragraphe de l'article 4, en défendant

de prendre ou de détruire sur le terrain d'autrui des œufs ou des couvées de faisans, de perdrix et de cailles, a voulu porter remède à l'un des abus les plus nuisibles à la reproduction du gibier. Il importe que son exécution soit surveillée avec soin.

Les articles 3, 5, 6, 7 et 8 règlent tout ce qui concerne l'ouverture, la clôture de la chasse et la délivrance des permis. Les préfets qui sont chargés spécialement de les exécuter recevront à ce sujet des instructions particulières de M. le ministre de l'intérieur.

L'article 9 prohibe d'une manière formelle tous les genres de chasse, à l'exception de la chasse de jour à tir et à courre, et de la chasse au lapin à l'aide de furets et de bourses. Sans faire une nomenclature qui aurait été impossible, il embrasse dans sa prohibition générale l'emploi des panneaux et des filets, avec lesquels on détruisait des volées entières de perdreaux, l'usage meurtrier des lacets, des collets, et, en un mot, de tous les instruments de destruction permis par l'ancienne législation, qui ne profitaient qu'aux braconniers. Enfin, il interdit la plus dangereuse de toutes les chasses, la chasse de nuit, qui a été la cause de tant de meurtres et de crimes contre les personnes.

Les dispositions prohibitives contenues dans les deux premiers paragraphes de l'article 9 ont dû recevoir quelques exceptions, sans lesquelles elles auraient été beaucoup trop rigoureuses. Aussi le même article prescrit aux préfets de prendre des arrêtés pour déterminer, 1° l'époque de la chasse des oiseaux de passage, autres que la caille, et les modes et procédés de cette chasse ; 2° le temps pendant lequel il sera permis de chasser le gibier d'eau dans les marais, sur les étangs, fleuves et rivières.

Ainsi, les préfets pourront autoriser la chasse des oiseaux de passage avec les instruments, les procédés usités dans le pays, même avec ceux dont l'usage est prohibé pour la chasse du gibier ordinaire.

La loi de 1790 donnait à tout propriétaire ou possesseur la faculté de chasser, en toute saison, sur ses lacs et étangs. La loi nouvelle ne lui permet cette chasse que pendant le temps qui sera déterminé par les préfets. Cette différence entre les deux législations ne vous aura pas échappé.

L'article 15 de la loi de 1790 accordait aux propriétaires possesseurs ou fermiers le droit de repousser, même avec des armes à feu, les bêtes fauves qui se répandraient dans leurs récoltes, et celui de détruire le gibier dans les terres chargées de fruits, en se servant de filets et engins. La loi nouvelle n'a pas voulu leur enlever un droit de légitime défense, commandé par l'intérêt de l'agriculture, et qu'il ne faut pas confondre avec l'exercice de la chasse ; mais elle l'a réglé, afin d'empêcher de s'en servir comme d'un prétexte pour chasser dans toutes les saisons. Tel est l'objet de l'un des paragraphes de l'article 9.

Les trois derniers paragraphes de cet article donnent aux préfets la faculté de prendre des arrêtés : 1° pour prévenir la destruction des oiseaux; 2° pour autoriser l'emploi des chiens lévriers pour la destruction des animaux malfaisants ou nuisibles; 3° pour interdire la chasse pendant le temps de neige.

Les mesures qui ont pour objet de prévenir la destruction des oiseaux ne seront pas nécessaires dans tous les départements; mais il en est plusieurs où elles sont réclamées dans l'intérêt de l'agriculture, afin d'arrêter la reproduction toujours croissante des insectes nuisibles aux fruits de la terre.

La loi, en prohibant l'usage des filets, a déjà fait beaucoup pour empêcher la destruction des oiseaux. Mais cette interdiction peut n'être pas toujours suffisante. Les préfets sont autorisés à employer d'autres moyens. Ainsi, par exemple, ils pourront, s'ils le jugent nécessaire, étendre aux œufs et couvées d'oiseaux la défense que le dernier paragraphe de l'article 9 n'a prononcée qu'à l'égard des œufs et couvées de faisans, de perdrix et de cailles.

On aurait pu croire que l'emploi des chiens lévriers n'était pas compris dans les moyens de chasses prohibées. L'avant-dernier paragraphe de l'article 9 lève toute équivoque à cet égard. Il est bien entendu que l'usage des lévriers est interdit s'il n'existe pas un arrêté du préfet qui l'autorise, et cet arrêté ne peut l'autoriser que pour la destruction des animaux malfaisants.

La chasse pendant les temps de neige est tellement destructive, qu'il a paru utile de donner aux préfets le pouvoir de la défendre par des arrêtés.

La seconde section de la loi détermine les peines applicables aux diverses infractions qui y sont énumérées. Ces peines sont : l'amende dans tous les cas, l'emprisonnement facultatif dans des cas spécifiés, la confiscation des instruments du délit et la privation facultative, pendant cinq ans au plus, du droit d'obtenir un permis de chasse. Une disposition formelle défend de modifier les peines par l'application de l'article 463 du Code pénal.

Tous les délits, à l'exception d'un seul, qui, à raison de son importance, est l'objet d'un article spécial, sont divisés en deux grandes catégories, dont chacune renferme les faits qui, par leur nature, se rapprochent plus les uns des autres, et ont paru susceptibles d'être soumis à la même pénalité.

Les infractions passibles d'une amende de 16 fr. au moins, et de 100 fr. au plus, sont rangées dans la première catégorie et forment l'article 11. Vous remarquerez que cet article ne prononce pas l'emprisonnement pour les délits qu'il prévoit. Cette peine ne leur deviendra applicable que dans le cas prévu par le dernier paragraphe de l'article 11. Il faudra que le délinquant soit en récidive et n'ait pas satisfait à une condamnation précédemment encourue.

L'article 12 comprend la seconde catégorie des infractions qui ont paru mériter une peine plus sévère que les délits de la première classe. Les infractions sont punies d'une amende obligatoire de 50 à 200 fr., et d'un emprisonnement facultatif de six jours à deux mois.

Une seule disposition de cet article exige quelques explications. C'est le paragraphe relatif à ceux qui seront détenteurs, et à ceux qui seront trouvés munis ou porteurs, hors de leurs domiciles, de filets, engins ou autres instruments de chasse prohibés.

La loi sur la pêche fluviale ne punit que les individus trouvés munis ou porteurs, hors de leurs domiciles, de filets et engins prohibés. La loi sur la chasse va plus loin; elle punit ceux qui en sont possesseurs et les détiennent dans leurs domiciles. Il a été reconnu qu'une demi-mesure serait insuffisante; que les braconniers qui font usage des immenses filets, à l'aide desquels on détruit des compagnies entières de perdreaux, n'auraient jamais l'imprudence de se montrer porteurs, en plein jour, de ces instruments de délit, et que, pour atteindre sûrement le but que l'on devait se proposer, il était nécessaire de rechercher les filets et les engins prohibés jusque dans leurs domiciles. L'exécution de la disposition dont il s'agit ne peut faire craindre d'abus. Les visites domiciliaires, pour constater la détention des instruments de chasse prohibés, ne devront avoir lieu, comme pour les délits ordinaires, que sur la réquisition du ministère public, et en vertu d'une ordonnance du juge d'instruction.

Le délit de chasse commis sur un terrain attenant à une maison habitée et entourée d'une clôture telle qu'elle est définie par l'article 2, sort de la classe ordinaire des infractions de ce genre. Lorsqu'il est encore aggravé par la circonstance de la nuit, on doit le punir d'autant plus sévèrement qu'il annonce dans ses auteurs une audace qui ne reculera pas devant des actes de violence, et même devant un meurtre.

L'article 13 prononce, à l'égard de ce délit, des peines qui pourront être portées, suivant les circonstances, jusqu'à 1,000 fr. d'amende, et à deux ans d'emprisonnement.

L'article 16 a tracé les règles à suivre pour la confiscation des instruments de chasse, la destruction de ceux de ces instruments qui sont prohibés, et ne peuvent jamais servir que pour commettre des délits et la représentation des armes, filets et engins qui n'ont pu être saisis. Ces dispositions sont claires et complettes. Je ne ferai sur cet article qu'une seule observation. La peine de la confiscation qu'il prononce ne doit pas être une peine illusoire. Pour qu'elle soit efficace, il faut que les armes et les instruments du délit qui seront déposés au greffe, par suite de la confiscation, ne soient pas des fusils hors de service, des instruments qui n'ont pas pu être employés à commettre le délit. Les agents chargés de verbaliser, en matière de chasse, devront être invités à désigner aussi exactement que

possible les armes et les autres instruments dont les
délinquants auront été trouvés porteurs, et vos substituts devront veiller à ce que les jugements qui auront
ordonné la confiscation et le dépôt au greffe des objets
décrits soient strictement exécutés.

L'examen des diverses pénalités portées dans la loi
vous convaincra qu'elles sont graduées suivant le plus
ou moins d'importance des faits auxquels elles s'appliquent. Les minimum ont été généralement fixés très-
bas, afin de laisser aux tribunaux une grande latitude,
et de leur permettre de n'infliger qu'une peine légère
à ceux qui commettront accidentellement des infractions sans gravité, et que les circonstances rendront
excusables.

D'après les art. 18 et 19, qui se lient l'un à l'autre,
et que, par ce motif, je n'ai pas séparés dans les observations auxquelles ils donnent lieu, les gratifications qui seront accordées aux gardes et gendarmes
rédacteurs des procès-verbaux seront déterminées par
des ordonnances royales et prélevées sur le produit
des amendes. La loi a voulu assurer le paiement de
ces gratifications en attribuant aux gardes et gendarmes un prélèvement sur le produit des amendes qui
auront été prononcées par suite de leurs procès-verbaux. Des mesures seront prises pour que la loi reçoive
sur ce point une prompte exécution. Une ordonnance,
préparée par les soins de M. le ministre des finances,
règlera la quotité des gratifications et les moyens d'en
effectuer le paiement dans le plus bref délai possible.

La troisième section de la loi, relative à la poursuite et au jugement, renferme deux articles que je
recommande spécialement à votre attention.

L'article 23 porte que les procès-verbaux des employés des contributions directes et des octrois seront

foi jusqu'à la preuve contraire, lorsque, dans la limite de leurs attributions respectives, ces agents rechercheront et constateront les délits prévus par le § 1ᵉʳ de l'article 4, c'est-à-dire la mise en vente, l'achat, le colportage et le transport du gibier en temps prohibé. Les motifs de cette disposition sont évidents. Les infractions dont il s'agit ici ne pourront presque jamais être constatées par les gardes et les gendarmes, appelés, par la nature de leurs fonctions, à rechercher plutôt les délits de chasse proprement dits qui se commettent au milieu des champs; mais les préposés des octrois, placés à l'entrée des villes pour surveiller les objets qu'on veut y introduire, les employés des contributions indirectes, obligés, par état, de visiter les auberges et les lieux ouverts au public, pourront, tout en remplissant leur mission, constater sans peine le transport et la vente illicites du gibier. Leur concours était nécessaire à l'exécution d'une partie importante de la loi. Telle est la cause du nouveau pouvoir qui leur a été conféré.

Une remarque essentielle à faire sur l'article 23, c'est que, d'après ses termes, les fonctionnaires qu'il désigne ne pourront verbaliser valablement qu'autant qu'ils agiront dans les limites de leurs attributions ordinaires. Ainsi, les employés des contributions indirectes, ne pouvant faire de visite chez les aubergistes qui se sont rachetés de l'exercice par un abonnement, n'auront pas le droit de s'y transporter pour y rechercher du gibier en temps prohibé.

L'article 26 contient une dérogation à l'ancienne législation, d'après laquelle les faits de chasse sur le terrain d'autrui ne pouvaient pas être poursuivis d'office par le ministère public sans une plainte formelle du propriétaire. A l'avenir, ils pourront l'être dans deux cas, lorsque le délit aura été commis dans un terrain clos, suivant les termes de l'article 2, et attenant à une maison d'habitation ou sur des terres non encore dépouillées de leurs fruits. Les faits de chasse sur le terrain d'autrui ne constituent un délit qu'autant qu'ils ont eu lieu sans le consentement du propriétaire ou de ses ayants-droit. Les procureurs du roi ne devront donc user de la nouvelle faculté qui leur est accordée qu'avec une sage réserve.

La quatrième et dernière section, intitulée *Dispositions générales*, donne lieu à une seule observation.

L'article 30, en déclarant les dispositions de la loi sur l'exercice du droit de chasse non applicables aux propriétés de la Couronne, ordonne que les délits commis sur ces propriétés seront poursuivis et punis conformément aux sections 2 et 3. Avant la loi, il fallait recourir à l'ordonnance de 1669 pour réprimer les délits de chasse commis dans les forêts de la Couronne. Ces délits seront désormais soumis aux règles du droit commun. L'ordonnance de 1669 est abrogée.

Je termine ici les observations que j'avais à vous adresser sur quelques-unes des difficultés que l'interprétation de la nouvelle loi pourra présenter. La pratique fera sans doute naître beaucoup d'autres questions que je n'ai pas examinées. Je suis certain d'avance que, grâce à vos instructions et à la sagesse des tribunaux, ces questions recevront une solution conforme au vœu du législateur.

L'efficacité de la loi dépend surtout de la manière dont elle sera exécutée par les fonctionnaires chargés de constater les délits. Le nombre de ces fonctionnaires est augmenté. Les gendarmes et les gardes seront secondés par de nouveaux et utiles auxiliaires. Si tous ces agents de l'autorité font leur devoir, le but sera atteint.

Le zèle de vos substituts n'a pas besoin d'être stimulé. Je suis convaincu qu'ils ne négligeront rien pour assurer, en ce qui les concerne, la bonne exécution de la loi, et qu'ils donneront aux fonctionnaires placés sous leurs ordres, qui doivent y concourir avec eux, une impulsion ferme et énergique.

Je vous prie de m'accuser réception de la présente circulaire, dont je vous envoie des exemplaires en nombre suffisant pour que vous puissiez en adresser un à chacun de ces magistrats.

Recevez, Monsieur le procureur-général, l'assurance de ma considération très-distinguée.

Le Garde des sceaux, Ministre secrétaire d'État
de la justice et des cultes,

N. MARTIN (du Nord).

CIRCULAIRE

DE M. LE MINISTRE DE L'INTÉRIEUR, CONTENANT DES INSTRUCTIONS POUR L'EXÉCUTION DE LA LOI DU 3 MAI, RELATIVE A LA POLICE DE LA CHASSE,

Paris, le 29 mai 1844.

Monsieur le préfet, la loi du 30 avril 1790 ne suffisait plus à la répression des abus de l'exercice de la chasse, et le braconnage, certain de l'impunité, s'accroissait d'une manière effrayante. Il ne s'agissait plus seulement de défendre contre une destruction totale et prochaine le gibier qui entre dans les moyens d'alimentation d'une partie de la population, et de faire respecter une propriété d'une nature spéciale, mais incontestée ; l'agriculture elle-même avait à se plaindre d'un tel état de choses ; enfin la sécurité des campagnes était souvent compromise : aussi les corps constitués, les conseils généraux des départements en particulier, demandaient-ils depuis longtemps que des mesures plus fortement répressives fussent prises contre le braconnage, ce délit moins grave peut-être comme attentat à la propriété que par la démoralisation des individus qui s'y livrent et par les crimes auxquels il conduit facilement.

La loi du 3 de ce mois a pour but de satisfaire à ce besoin, et je ne doute pas que tous les fonctionnaires, tous les agents appelés à concourir à l'exercice de la *police de la chasse*, appréciant l'importance de la législation nouvelle, n'en exécutent les dispositions avec le zèle et la persistance qui peuvent seuls en assurer le succès. Mon collègue, M. le garde des sceaux, ministre de la justice et des cultes, a adressé à MM. les procureurs généraux près les Cours royales les instructions qu'il avait à leur donner sur les parties de la nouvelle loi qui rentrent dans les attributions des magistrats de l'ordre judiciaire. Je vais, monsieur le préfet, vous entretenir des dispositions que vous aurez à prendre, soit par vous-même, soit par les directions que vous devez donner à MM. les sous-préfets, maires, officiers de gendarmerie, commissaires de police, gardes champêtres, et à tous autres agents que la loi appelle à verbaliser en matière de délit de chasse.

Délivrance des permis de chasse.

Aux termes de l'article 1er de la loi du 3 de ce mois, « Nul ne pourra chasser... s'il ne lui a pas été délivré un permis de chasse par l'autorité compétente. » L'article 5 porte que « les permis de chasse seront déli-

vrés, sur l'avis du maire et du sous-préfet, par le préfet du département dans lequel celui qui en fera la
demande aura sa résidence ou son domicile. »

Vous aurez remarqué sans doute, monsieur le préfet,
la différence qui existe entre la législation ancienne et
la loi nouvelle, quant à l'intitulé du titre délivré par
l'autorité, pour rendre licite l'exercice de la chasse.
De l'ancien nom, *permis de port d'arme de chasse*, on
pouvait, jusqu'à un certain point, conclure qu'il était
loisible de chasser *sans permis*, de toute autre manière
qu'avec un fusil. C'est pour éviter toute équivoque que,
dans la loi du 3 de ce mois, on a employé les mots *de
permis de chasse*, qui, dans leur généralité, embrassent
toute espèce de chasse, soit à tir, soit à courre, soit
même la chasse des oiseaux de passage, que vous aurez à réglementer, en vertu de l'article 9.

Le permis de chasse doit être délivré *sur l'avis du
maire et du sous-préfet*; d'où il faut inférer que c'est au
maire que la demande, formulée sur papier timbré (*),
doit être adressée pour qu'elle vous parvienne avec
l'avis de ce fonctionnaire, par l'intermédiaire du sous-
préfet, pour les arrondissements autres que celui du
chef-lieu. Mais, de même que le permis de chasse peut
être pris dans le département où l'impétrant *a sa résidence ou son domicile*, de même aussi la demande peut
être formée devant le maire de la commune où l'impétrant est domicilié, ou de celle où il réside temporai-
rement; et le choix ici n'est pas sans importance. En
effet, aux termes du deuxième paragraphe de l'article 5, un droit de 10 fr. par permis est attribué à la
commune *dont le maire aura donné l'avis sus-énoncé*.
Comme les communes rurales sont celles qui ont le
plus besoin de cette nouvelle branche de ressources, et

(*) Cette obligation n'est plus de rigueur.

que cet intérêt doit porter les maires à surveiller les
citoyens qui se livreraient à l'exercice de la chasse sans
permis, il est nécessaire de ne délivrer de *permis* qu'à
ceux qui justifieront positivement de leur résidence ou
de leur domicile.

Il sera nécessaire d'ailleurs, monsieur le préfet, que
vous fixiez bien l'opinion de MM. les sous-préfets et
maires sur la nature de l'avis qu'ils auront à vous donner sur les demandes de permis de chasse qu'ils vous
transmettront. Ainsi, cet avis ne devra pas exprimer
vaguement qu'il y a ou qu'il n'y a pas lieu de délivrer
le permis demandé. Comme la loi ne vous a pas laissé
le droit absolu de délivrer ou de refuser des permis de
chasse : comme l'obtention du permis est le droit général, et que la faculté du refus n'est que le droit
exceptionnel, il s'ensuit que les avis des maires et des
sous-préfets doivent : 1° lorsqu'ils sont favorables,
exprimer qu'il n'est pas à la connaissance de ces fonctionnaires que l'impétrant ne se trouve dans aucune
des catégories pour lesquelles le permis ne pourrait
être délivré, et, 2° si les avis sont défavorables, exprimer que l'impétrant se trouve, à leur connaissance,
dans telle ou telle position qui fait obstacle à la délivrance d'un permis de chasse.

Il sera bien également que vous rappeliez à MM. les
sous-préfets et maires qu'ils n'ont pas à s'occuper dans
leur avis de la question de savoir si l'impétrant est
ou n'est pas propriétaire foncier. Aucun des articles de
la loi du 3 de ce mois n'a exigé la qualité de propriétaire comme condition de l'exercice de la chasse, et
l'autorité peut, à cet égard, faire ce que la loi n'a pas
fait. Sans doute, le deuxième paragraphe de l'article 1er
porte que *mul n'aura la faculté de chasser sur la propriété
d'autrui sans le consentement du propriétaire ou de ses*

ayants-droit; d'où il résulte que chasser sur le terrain d'autrui sans le consentement du propriétaire est un fait illicite. Mais il est à remarquer que ce fait, aux termes de l'article 26, ne donne lieu à des poursuites, en thèse générale, que sur la plainte du propriétaire. L'administration ne peut donc pas plus intervenir ici d'office que ne le peut l'autorité judiciaire; elle ne peut pas plus exiger, avant de délivrer le permis, la représentation d'une permission de chasser sur le terrain d'autrui, qu'elle ne peut exiger de la part de l'impétrant la preuve qu'il est propriétaire foncier.

Nous allons examiner maintenant quelles sont les circonstances qui vous donnent le droit ou vous imposent le devoir de refuser les permis de chasse qui vous sont demandés.

Refus de permis de chasse.

Aux termes de l'article 6 de la loi du 3 de ce mois, vous pouvez, Monsieur le préfet, refuser le permis de chasse : 1° « A tout individu majeur qui ne sera point personnellement inscrit, ou dont le père ou la mère ne serait pas inscrit au rôle des contributions. »

N'être ni imposé ni fils d'imposé est une situation exceptionnelle, puisque la contribution personnelle atteint à peu près tous les citoyens, sauf le cas d'indigence reconnue. La circonstance prévue par ce paragraphe se rencontrera principalement dans le petit nombre de villes où la contribution personnelle est remplacée par un prélèvement sur le produit de l'octroi. Vous aurez à examiner, dans ce cas, si l'absence de l'inscription sur un rôle de contributions vous paraît un motif suffisant pour refuser un permis de chasse. La solution de cette question dépendra, en grande partie, sans doute, des renseignements qui vous auront été donnés sur la moralité de l'impétrant : je ne puis donc que laisser à votre sagesse une décision que la loi place sous votre responsabilité, certain que vous serez toujours prêt à justifier du bon usage que vous aurez fait de cette prérogative.

Mais s'il vous est loisible de refuser un permis de chasse à tout citoyen majeur, par le seul motif qu'il ne serait ni imposé ni fils d'imposé, et si la qualité d'imposé ou de fils d'imposé est la première condition déterminée par la loi pour qu'un citoyen majeur ait le droit d'obtenir un permis de chasse, vous reconnaîtrez, sans doute, que ce serait faire de ce principe une application trop rigoureuse et trop étendue, que d'exiger de tout impétrant qu'il vous justifie qu'il est imposé ou fils d'imposé. Comme je le faisais remarquer plus haut, en effet, l'absence de cette condition est une rare exception, et, puisque la presque totalité des citoyens majeurs sont nécessairement imposés ou fils d'imposés, ce ne serait plus exiger qu'une formalité inutile, que d'astreindre *tous les impétrants* à joindre à leur demande un certificat ou extrait de rôle. Il suffira, ce me semble, que vous exigiez cette production de ceux à l'égard desquels vous auriez des doutes sur la question de l'inscription au rôle, et dans le cas où vous croiriez devoir vous appuyer de la non-inscription pour refuser le permis demandé.

L'article 6 de la loi vous permet encore de refuser le permis de chasse :

« 2° A tout individu qui, par une condamnation judiciaire, a été privé de l'un ou de plusieurs des droits énumérés dans l'art. 42 du Code pénal, autres que le droit de port d'armes ;

» 3° A tout condamné à un emprisonnement de plus

de six mois, pour rébellion ou violence envers les agents de l'autorité publique ;

» 4° A tout condamné pour délit d'association illicite, de fabrication, de débit, distribution de poudre, armes ou autres munitions de guerre ; de menaces écrites ou de menaces verbales, avec ordre ou sous condition ; d'entraves à la circulation des grains ; de dévastations d'arbres ou de récoltes sur pied, de plants venus naturellement ou de main d'homme ;

» 5° A ceux qui auront été condamnés pour vagabondage, mendicité, vol, escroquerie ou abus de confiance. »

Toutefois, le dernier paragraphe du même article restreint la faculté du refus du permis de chasse dans la limite du délai de cinq ans après l'expiration de la peine.

La situation des individus qui se trouveraient compris dans l'une des catégories posées par la loi, devra être de votre part, monsieur le préfet, l'objet d'un mûr examen. Puisque, en effet, le législateur n'a pas fait de l'une des circonstances indiquées une condition absolue du refus du permis de chasse, puisqu'il n'y a vu qu'une considération suffisante pour attribuer à l'administration la *faculté* de refuser ce permis, il s'ensuit que les motifs de votre détermination pour accorder ou refuser devront être tirés surtout des circonstances de la condamnation subie, et des renseignements particuliers que vous auriez sur la moralité des individus, et sur les inconvénients qu'il pourrait y avoir, pour l'ordre public, à leur attribuer légalement le droit de chasser.

Mais, de ce que la loi vous permet de refuser le permis de chasse dans les différents cas spécifiés par ces quatre paragraphes de l'art. 6, vous n'entendrez sans doute pas astreindre ceux qui demandent le permis à justifier qu'ils ne se trouvent dans aucunes de ces positions. Non-seulement ce serait placer tous les citoyens sous une espèce de prévention blessante pour eux, mais encore ce serait exiger une justification souvent impossible, puisqu'il ne leur suffirait pas de s'adresser à l'autorité judiciaire de leur résidence pour en obtenir un certificat de non-condamnation. L'obtention du permis de chasse est, pour tous les citoyens, de droit commun. Ces exceptions sont faites à ce droit, dans un intérêt public; c'est donc à l'autorité qui veut appliquer l'exception à prouver le cas exceptionnel. Ce sera, en général, par l'avis dont MM. les maires et les sous-préfets devront accompagner la demande d'un permis de chasse, que votre attention sera appelée sur la circonstance que l'impétrant se trouverait dans telle ou telle position qui vous autoriserait à refuser le permis, et vous vous empresseriez alors de vérifier le fait, en vous adressant au ministère public près le tribunal qui aurait prononcé la condamnation sur laquelle serait basé votre refus. Je me concerterai avec mon collègue, M. le ministre de la justice, pour qu'à l'avenir vous receviez les renseignements qui vous seront nécessaires pour l'exécution de cette partie de cette partie de la loi.

Après avoir énuméré, dans son art. 6, les circonstances qui *permettront* à l'administration de refuser le permis de chasse, la loi indique, dans ces art. 7 et 8, quels sont les individus auxquels le permis de chasse *doit être refusé*.

Ce sont :

« 1° Les mineurs qui n'auront pas seize ans accomplis. »

Vous n'exigerez certainement pas de tous les impétrants la justification qu'ils sont âgés de plus de seize ans ; c'est là, pour la très-grande majorité d'entre eux, un fait notoire, mais lorsqu'il sera à votre connaissance ou qu'il sera seulement présumable qu'un impétrant est âgé de moins de seize ans, il sera non-seulement dans votre devoir d'exiger la production d'un acte de naissance ;

« 2° Les mineurs de seize à vingt et un ans, à moins que le permis ne soit demandé pour eux par leur père, mère, tuteur ou curateur, porté au rôle des contributions. »

Pour les jeunes gens que vous présumeriez être dans les limites d'âge de seize à vingt et un ans, vous devrez également, monsieur le préfet, exiger la production d'un acte de naissance, et par suite, la demande devra être faite, au nom de ces jeunes gens, par les personnes que désigne la loi.

« 3° Les interdits. »

Les cas d'interdiction sont assez rares, et, par cela même, ils appellent assez l'attention pour que MM. les sous-préfets et maires en aient connaissance. Ils seront donc à portée de vous éclairer à cet égard dans leurs avis.

« 4° Les gardes champêtres ou forestiers des communes et établissements publics, ainsi que les gardes forestiers de l'État et les gardes-pêche. »

Il suffira, sans doute, que les différents agents dénommés dans ce paragraphe sachent que le droit de chasse leur est refusé par la loi, pour qu'aucun d'eux ne demande de permis ; mais si, par erreur ou autrement, une semblable demande était formulée par un d'eux, l'avis du maire et des sous-préfets, et, au be-

soin, les listes nominatives que vous pourrez faire
dresser, vous mettront à portée d'obtempérer à l'in-
jonction de la loi.

Vous remarquerez, sans doute, monsieur le préfet,
que les gardes des particuliers ne sont pas compris
dans l'exclusion prononcée par ce paragraphe. On comprend, en effet, que les propriétaires fonciers veulent
quelquefois faire chasser par leurs gardes. Vous ne re-
fuserez donc pas le permis de chasse aux gardes particuliers, mais vous ferez sagement de les inviter à justifier de l'autorisation des propriétaires dont ils sont
les agents.

« 5° Ceux qui, par suite de condamnations, sont privés du droit de port d'armes. »

Pour ces individus, je ne puis que répéter ce que je
vous ai dit à l'occasion des paragraphes 2 à 5 de l'article 6 ; c'est que ce sera à l'administration qu'il incom-
bera de faire la preuve de l'existence du jugement.

« 6° Ceux qui n'auront pas exécuté les condamnations prononcées contre eux pour l'un des délits prévus
par la présente loi. »

Lorsqu'un impétrant aurait, à votre connaissance,
subi une condamnation pour délit de chasse, en vertu
de la loi du 3 mai dernier, vous devrez exiger de lui
la preuve qu'il a exécuté la condamnation encourue. Il
ne vous échappera pas, d'ailleurs, que s'il y avait eu
remise de la peine, ce fait équivaudrait à l'exécution
de la condamnation.

« 7° Tout condamné placé sous la surveillance de la
haute police. »

Vous avez par devers vous la liste nominative de
tous les individus de votre département placés dans

cette catégorie ; vous ne pouvez donc éprouver de difficulté pour leur exclusion du droit de chasse.

Je terminerai en vous faisant remarquer, monsieur le préfet, que le refus du permis peut être opposé, dès à présent, à tous les individus compris dans les cas énumérés aux n°s 2, 3, 4 et 5 de l'article 6, et 1, 2 et 3 de l'article 8, bien que les condamnations prononcées contre eux l'aient été antérieurement à la promulgation de la loi du 3 mai dernier, et ce ne sera pas là donner à cette loi un effet rétroactif ; cela résulte clairement de la rédaction même des articles précités, qui appliquent le refus de permis de chasse à tout individu *qui a été condamné* ; s'il ne s'agissait pas, en effet, des condamnations déjà prononcées, le législateur aurait évidemment dit : A tout individu *qui sera condamné.* La privation du droit de chasse ne peut, d'ailleurs, être considérée comme une peine ou une aggravation de peine, c'est seulement une mesure de précaution que la loi permet ou prescrit de prendre dans un intérêt de sûreté publique. Aussi, ajouterais-je que si, par l'effet d'une erreur, vous aviez été entraîné à délivrer un permis de chasse à un individu à qui il n'eût pas dû être accordé, vous ne devriez pas hésiter à le retirer, et, dans le cas où cet individu ne se soumettrait pas à cette mesure, à appeler sur lui l'attention des agents préposés à la répression des délits de chasse.

Ouverture et clôture de la chasse.

L'article 3 charge les préfets de déterminer l'époque de l'ouverture et celle de la clôture de la chasse. Cette attribution leur avait été dévolue déjà par l'ancienne législation ; mais leurs arrêtés devront, dans l'un et l'autre cas, être publiés dix jours au moins avant celui indiqué pour la clôture ou l'ouverture de la chasse.

Cette condition doit toujours être observée ; vous en comprendrez toute l'importance, puisque l'exacte exécution de l'obligation qui vous est imposée est intimement liée à la légalité des poursuites pour contravention à vos arrêtés.

Je vous recommande également, monsieur le préfet, de vous entourer toujours des renseignements les plus propres à vous éclairer sur l'époque qu'il conviendra de choisir pour l'ouverture et la clôture de la chasse. Vous consulterez surtout l'intérêt de l'agriculture et l'état des récoltes, mais vous ne perdrez pas de vue non plus qu'il peut y avoir aussi quelques inconvénients à ouvrir la chasse plus tard qu'il n'est réellement nécessaire. Dans ce cas, en effet, de nombreuses contraventions se commettent, et les poursuites, toutes légales qu'elles sont, ne paraissent plus basées sur les intérêts réels de l'agriculture. Les avis des sous-préfets vous seront très-utiles pour la fixation des jours d'ouverture et de clôture de la chasse.

Vous remarquerez d'ailleurs, monsieur le préfet, que, bien que l'article que nous examinons porte que les époques d'ouverture et de clôture de la chasse seront fixées *dans chaque département*, vous n'en conserverez pas moins le droit de fixer des époques différentes pour les divers arrondissements de votre département, si les différences de sol et de température l'exigent : c'est une faculté dont il convient, toutefois, de n'user qu'avec réserve et en vue d'une nécessité réelle ; car il a été remarqué que lorsque la chasse n'est pas ouverte simultanément dans toute l'étendue d'un département, les chasseurs se portent quelquefois en grand nombre dans l'arrondissement où l'ouverture de la chasse est la plus précoce, et que, par suite, le gibier y est promptement détruit.

Exercice du droit de chasse.

Le droit conféré par les permis de chasse, monsieur le préfet, se trouve clairement défini par les deux premiers paragraphes de l'article 9, et ce n'est pas une des moins importantes améliorations apportées par la législation nouvelle à un état de choses qui excitait de si vives et si justes réclamations.

Trois modes de chasse seulement sont aujourd'hui déclarés licites : 1° la chasse à tir; 2° la chasse à courre, et 3° l'emploi des furets et des bourses destinées à prendre le lapin. *Tous autres moyens de chasse*, ajoute cet article, *sont formellement prohibés*, et, dans cette prohibition générale, se trouve évidemment compris l'emploi des panneaux et filets de toute espèce, des appeaux, appelants et chanterelles, des lacets, collets et engins de toute espèce, au moyen desquels la destruction du gibier s'opérait si facilement, et dont l'ancienne législation n'avait pas défendu l'emploi. La chasse de nuit, de quelque manière que ce soit, et quelle que soit l'espèce de gibier qu'il s'agirait de prendre, se trouve également prohibée par l'effet de cette seule disposition de l'article 9, portant que le permis de chasse donne le droit de chasser pendant le jour.

Comme les usages qu'il s'agit de détruire aujourd'hui étaient tolérés depuis longtemps, il importe que les restrictions apportées par la loi nouvelle à l'exercice de la chasse, tel qu'il était autrefois entendu, soient parfaitement comprises par les fonctionnaires et agents qui auront à constater les contraventions commises. Je vous engage donc à développer vos instructions sur ce point, de manière qu'aucune incertitude ne puisse exister sur l'application de la législation nouvelle.

Je terminerai ce que j'avais à dire sur l'exercice du droit de chasse, en vous faisant remarquer que l'article 2 de la loi accorde ce droit, « en tout temps, et sans permis de chasse, au propriétaire ou possesseur dans ses possessions attenant à une habitation et entourées d'une clôture continue faisant obstacle à toute communication avec les héritages voisins. »

La faculté exceptionnelle accordée par cet article, monsieur le préfet, existait déjà dans l'ancienne législation, et même d'une manière beaucoup plus étendue. Ainsi, il était loisible au propriétaire de chasser ou de faire chasser, en tous temps, dans ses bois ou dans ses possessions entourées d'une clôture conforme aux usages du pays, alors même que ces propriétés étaient éloignées d'une habitation. Des conditions plus restreintes sont aujourd'hui imposées au propriétaire ou possesseur de terrains clos. Non-seulement il faut que la clôture soit telle qu'elle fasse obstacle à toute communication avec les héritages voisins, mais encore il faut que les terrains sur lesquels le propriétaire chasserait soient *attenants à une habitation*. Vous appellerez, sur la nécessité de la réunion de cette double condition, l'attention des fonctionnaires et agents appelés à verbaliser des délits de chasse : quant à la nature de clôture qui doit être regardée comme suffisante pour établir le droit exceptionnel du propriétaire, je n'ai aucune règle à tracer; les usages divers seront appréciés par les tribunaux qui auront à statuer sur les procès-verbaux dressés.

Modes exceptionnels de chasse.

Mais si le législateur a, dans les deux premiers paragraphes de l'article 9, limité, comme je l'ai dit plus haut, les modes de chasse qu'il considérait comme li-

cités, en temps permis et de jour, par la seule obtention d'un permis de chasse, il n'a pas voulu, cependant, apporter un obstacle absolu à la continuation de
certains usages qui n'auraient pu être supprimés sans
un préjudice réel pour les localités où ils sont prati-
qués, et où ils peuvent être considérés presque comme
l'exercice d'une industrie. Il s'agit de la chasse des
oiseaux de passage qui, à des époques où quelquefois
toutes les autres chasses sont closes, arrivent en nombre tel, qu'ils forment, pour les habitants, un moyen
précieux d'alimentation et de commerce.

Vous devez donc, Monsieur le préfet, autoriser la
continuation de cette espèce de chasse, et en régler
les modes et les procédés, mais vous aurez préalable-
ment à prendre, à cet égard, l'avis du conseil général
de votre département ; vous remarquerez, d'ailleurs,
qu'aux termes de l'article 9, que nous examinons, « la
caille n'est plus réputée oiseau de passage, » qu'en
conséquence, la chasse n'en peut plus avoir lieu que
dans les mêmes conditions et sous les mêmes restrictions que pour toute autre espèce de gibier.

Vous devrez également, après avoir pris l'avis du
conseil général, « déterminer le temps pendant lequel
il sera permis de chasser le gibier d'eau, dans les marais, sur les étangs, fleuves et rivières. »

Il ne vous échappera pas, d'ailleurs, que, même
pour la capture des oiseaux de passage, de quelque
espèce que ce soit, et du gibier d'eau, un permis de
chasse est nécessaire, quel que soit le procédé qu'on
emploie. C'est bien là une chasse, en effet, et la prescription générale et absolue de l'article 1er de la loi,
c'est que nul ne chasse, s'il ne lui a été délivré un
permis de chasse. C'est ce que vous expliquerez dans
vos instructions ; et pour qu'elles ne soient pas per-

dues de vue, sur ce point, vous ferez bien de rappeler l'obligation de l'obtention d'un permis, dans les arrêtés mêmes que vous prendrez pour autoriser la chasse des oiseaux de passage et du gibier d'eau.

Vous aurez, enfin, après avoir pris l'avis du conseil général, à déterminer « les espèces d'animaux malfaisants ou nuisibles que le propriétaire, possesseur ou fermier, pourra en tout temps détruire sur ses terres, et les conditions de l'exercice de ce droit. » Vous remarquerez que ce n'est plus ici un fait de chasse que vous aurez à autoriser; il s'agit d'un acte de légitime défense, qui a pour objet unique de préserver les récoltes des dégâts qu'y occasionneraient certaines espèces d'animaux. Il n'est donc pas nécessaire, pour l'exercice de ce droit, que les propriétaires soient munis d'un permis de chasse; mais ils commettraient une contravention, il y aurait lieu de verbaliser contre eux, si, à l'occasion de la défense de leurs récoltes, ils se livraient à l'exercice de la chasse.

Après avoir, dans les trois paragraphes que nous venons d'examiner, pourvu à l'exercice d'usages, qui ne pourraient pas être abolis, mais que vous devez seulement réglementer, le même article de la loi vous *autorise* à prendre des arrêtés :

1° « Pour prévenir la destruction des oiseaux, » Il est un assez grand nombre de départements où l'accroissement excessif des insectes est devenu pour l'agriculture un véritable fléau, et c'est à la destruction des oiseaux que ce fait est généralement attribué. Aussi, beaucoup de conseils généraux avaient-ils demandé que les préfets fussent investis du droit, que ne leur donnait pas l'ancienne législation, de prévenir la destruction des petits oiseaux.

2° « Pour autoriser l'emploi des chiens lévriers pour la destruction des animaux malfaisants, etc. »

Quelques explications sont nécessaires, monsieur le préfet, pour vous faire apprécier la portée de cette disposition.

Vous savez que l'emploi des chiens lévriers, comme moyen de chasse, est véritablement destructif, et de nombreuses réclamations se sont élevées, dans presque tous les départements, contre l'usage abusif que certaines personnes faisaient de ces animaux. Plusieurs fois, des préfets ont voulu porter remède à ces abus, en défendant, par des arrêtés, l'emploi des lévriers, comme moyen de chasse; mais, en présence de l'état de la législation, les tribunaux n'ont pas pu donner une sanction pénale à ces arrêtés, et leurs jugements ont été confirmés par la cour de cassation.

Désormais, l'emploi des chiens lévriers à la chasse proprement dite se trouve compris dans la prohibition générale formulée par l'article 1er de la nouvelle loi, contre tout autre mode de chasse que la chasse à tir et à courre. La chasse au moyen de chiens lévriers ne rentre, en effet, ni dans l'un ni dans l'autre de ces deux modes. Si quelque incertitude à cet égard avait d'ailleurs pu subsister, elle serait levée par la disposition que nous examinons, puisque, aux termes de cette disposition, l'emploi des chiens lévriers ne peut plus avoir lieu qu'en vertu d'un arrêté spécial du préfet, et que l'arrêté ne peut même autoriser cet emploi que « pour la destruction des animaux malfaisants et nuisibles. » Vous vous montrerez sans doute très-réservé dans l'autorisation que vous aurez à donner, afin que les anciens abus ne puissent être continués.

3° « Pour interdire la chasse pendant les temps de neige. »

Il s'agit ici, Monsieur le préfet, d'une mesure toute
dans l'intérêt de la conservation du gibier. Déjà, elle
était prise dans certains départements; dans d'autres,
la légalité en avait été contestée. Cette mesure peut
aujourd'hui être adoptée généralement, et vous aurez
à examiner si, en raison des circonstances locales,
elle vous paraît nécessaire. Vous comprenez, d'ailleurs, que les arrêtés que vous prendriez, à cet effet,
ne sont pas soumis, comme ceux relatifs à la clôture
et à l'ouverture annuelle de la chasse, au délai de dix
jours de publication, pour devenir exécutoires. Il ne
serait même pas possible que vous prissiez en temps
utile des arrêtés spéciaux pour défendre l'exercice de
la chasse chaque fois qu'il sera tombé de la neige. Il
suffira, pour atteindre ce but, qu'à l'entrée de l'hiver
vous preniez et fassiez publier un arrêté portant défense de chasser lorsqu'il y aura de la neige sur la
terre.

Vous remarquerez, Monsieur le préfet, que, par les
arrêtés que vous aurez à prendre en vertu des trois
derniers paragraphes de l'article 9 de la loi, il n'est
plus exprimé, comme pour les trois premiers paragraphes, que vous devrez prendre l'avis du conseil général. Je vous engage cependant à recourir également à
cet avis; car il s'agit ici de mesures du même ordre,
et sur lesquelles les lumières et les connaissances locales des membres du conseil général ne peuvent que
vous être utiles. C'est d'ailleurs, *sur l'avis* du conseil
que vous aurez à agir, c'est-à-dire que vous n'êtes pas
tenu de statuer *conformément* à cet avis, dont vous avez
le droit de vous écarter lorsque l'intérêt public vous
paraîtra le commander.

L'article 9 de la loi n'a pas soumis à mon approbation les arrêtés que vous avez à prendre dans les dif-

férents cas qu'il prévoit; ces arrêtés sont donc exécutoires de plein droit, et sans autres approbations. Toutefois, vous savez que tous les actes de l'administration préfectorale ne s'exercent que sous l'autorité et le contrôle des ministres responsables; ce principe est toujours réservé, sans qu'il soit nécessaire de l'exprimer dans chaque loi spéciale. Vous devrez donc, Monsieur le préfet, m'adresser exactement une ampliation de tous les arrêtés que vous prendrez dans les différents cas prévus par l'article dont il s'agit, afin que je puisse examiner si ces actes sont conformes à l'ensemble de la législation, et vous adresser, au besoin, telles observations qu'il appartiendrait.

Prohibition de la vente du gibier en temps prohibé.

La défense de chasser pendant certain temps de l'année restait souvent inefficace, et les braconniers n'hésitaient pas à l'enfreindre, encouragés qu'ils étaient par les bénéfices que leur procurait la vente du produit de leur coupable industrie.

L'article 4 de la loi met un terme à cet abus, en défendant d'une manière absolue, « de mettre en vente, de vendre, d'acheter, de transporter et de colporter du gibier pendant le temps où la chasse n'est pas permise. » Ces prohibitions, Monsieur le préfet, s'appliquent à toute espèce de gibier, quelle que soit son origine, et alors même qu'il aurait été tué dans ce cas exceptionnel prévu par l'article 3 de la loi. Si on avait, en effet, dans ce cas, laissé au propriétaire la faculté de vendre ou de transporter son gibier, on eût rendu illusoires les dispositions prohibitives de la nouvelle législation. Les propriétaires que cette mesure pourra gêner sentiront mieux que personne que ce sacrifice d'une partie de leurs droits était indispensable pour assurer la répression du braconnage, qui, sans cela, aurait continué à l'abri de prétextes difficiles à détruire.

Vous comprendrez toutefois que les prohibitions portées dans le premier paragraphe de l'article 4, ne s'appliquent pas au gibier tué dans les circonstances prévues par les nos 1 et 2 de l'article 9, alors que ces chasses exceptionnelles auront été autorisées par vos arrêtés. Ces actes, en effet, rendant la chasse de ces espèces de gibier licite, le transport et la vente en sont nécessairement licites aussi.

Il a paru utile que le gibier ne fût pas détruit, et le deuxième paragraphe de l'article 4 en prescrit la remise à l'établissement de bienfaisance le plus voisin sur une ordonnance, soit du juge de paix, soit du maire, en cas d'absence du juge de paix ou de saisie dans une commune autre que la commune chef-lieu de canton. Vous devrez, monsieur le préfet, donner à MM. les maires des instructions nécessaires pour que le vœu de la loi soit toujours accompli. Vous ferez d'ailleurs remarquer aux maires et aux autres fonctionnaires et agents, dans quelles limites le troisième paragraphe de l'article 4 restreint le droit de recherche; il importe que ces limites ne soient jamais dépassées. Il suffit que la chasse soit interdite dans le département; on ne pourrait se prévaloir de ce qu'elle ne le serait pas dans un département voisin. Enfin, le quatrième paragraphe du même article donne à la conservation du gibier une nouvelle protection par la défense de prendre ou de détruire, sur le terrain d'autrui, des œufs et des couvées de faisans, de perdrix et de cailles. Vous devrez recommander la rigoureuse exécution de cette prohibition dont la nécessité était si bien sentie.

Attribution aux Communes.

L'article 5 de la loi attribue aux communes une ressource nouvelle qui devra désormais figurer dans leurs
budgets et dans leurs comptes. Ce produit prendra rang
parmi les recettes ordinaires, et fera, dans le budget,
un article de recette spécial, sous le titre de *Portion
afférente à la commune dans le produit de la délivrance des
permis de chasse*. M. le ministre des finances détermi-
nera le mode et l'époque du versement de ce produit
dans la caisse municipale.

L'article 49 attribue également aux communes sur le
territoire desquelles auront été commis des délits de
chasse le montant des amendes prononcées contre les
délinquants, déduction faite des gratifications accordées aux gardes et gendarmes, en vertu de l'article 40.
Jusqu'ici ce produit était compris parmi les amendes
de police correctionnelle, et se confondait dans le fonds
commun, dont le tiers appartient aux hospices pour le
service des enfants trouvés, et les deux tiers sont dis-
tribués en secours aux communes pauvres. Désormais
il devra être réuni aux recettes énoncées dans le n° 12
de l'article 34 de la loi du 18 juillet 1837, et qui se
rapportent à « la portion que les lois accordent aux
communes dans le produit des amendes prononcées
par les tribunaux de simple police, par ceux de police correctionnelle, et par les conseils de discipline
de la garde nationale. »

Malgré la confusion de ces diverses amendes en un
seul article du budget, il vous sera facile de reconnaître celles qui proviennent des délits de chasse, au
moyen du compte détaillé que les receveurs de l'enregistrement et des domaines sont tenus de fournir,
dans le cours de janvier de chaque année, des sommes
qu'ils ont recouvrées au profit des communes pendant

l'année précédente. Je désire que vous m'adressiez annuellement un état faisant connaître, par arrondissement, le chiffre exact des amendes de chasse, afin qu'on puisse se rendre compte d'une manière précise des effets résultant de l'exécution de la loi nouvelle et des ressources qu'elle procurera aux communes. Cet état contiendra aussi le relevé, par arrondissement, des sommes revenant aux communes sur le produit de la délivrance des permis de chasse.

Je n'ai rien à prescrire pour assurer le recouvrement des sommes provenant des amendes dont il s'agit, puisque les dispositions des articles 2 et 3 de l'ordonnance du 30 décembre 1823, qui fournissent à MM. les préfets les moyens de contrôler et de vérifier le travail des receveurs de l'enregistrement, sont applicables à l'espèce. Je vous engage à vous reporter pour les détails de ce service aux articles 795, 796 et 798 de l'instruction générale des finances du 17 juin 1840.

Les communes emploieront à l'ensemble de leurs besoins les nouvelles ressources dont elles viennent d'être dotées, et auxquelles la loi n'assigne aucune affectation spéciale. Il n'est pas à craindre que ces ressources soient jamais dissimulées et donnent lieu à des comptabilités occultes. Vous serez toujours à même d'en constater l'encaissement par les receveurs municipaux, et d'en surveiller l'emploi, puisque c'est à vous qu'il appartient de délivrer les permis de chasse, et que, d'une autre part, la distribution des sommes entre les communes qui peuvent y avoir des droits, ne saurait se faire que sur des états soumis à votre contrôle et à votre approbation.

Gratifications aux gardes et gendarmes.

L'article 10 assure aux gardes et gendarmes, rédacteurs de procès-verbaux ayant pour objet de constater

les délits de chasse, une gratification qui sera prélevée sur le produit des amendes. Le taux de cette gratification sera fixé par ordonnance royale, et des instructions seront données par M. le ministre des finances pour en assurer le paiement.

Je saisis cette occasion pour vous engager à prému-
nir de nouveau MM. les maires sur les inconvénients,
les dangers mêmes de certaines transactions qu'ils au-
torisent quelquefois entre les gardes rédacteurs de
procès-verbaux et les particuliers atteints par ces procès-verbaux. Des maires croient pouvoir arrêter les
poursuites en exigeant des délinquants, soit une gratification en faveur du garde, soit même le versement
d'une somme quelconque en faveur des pauvres de la
commune. Sans méconnaître les intentions de ces fonctionnaires, on ne peut se dissimuler qu'ils excèdent
leurs pouvoirs, qu'ils contreviennent soit à nos lois
pénales, soit à nos lois financières, et qu'ils s'expose-
raient à être poursuivis comme concussionnaires, en
vertu de la disposition finale des lois annuelles de
finances. Vous devrez donc rapppeler à MM. les maires, avec force, le danger auquel ils s'exposent.

Quant aux gardes, faites-leur savoir que vous n'hé-
siterez pas à prononcer la révocation de tous ceux qui
auraient consenti à se prêter à de semblables transactions, sans préjudice des poursuites en prévarication
qui pourraient être exercées contre eux.

Je n'ai pas à vous entretenir, monsieur le préfet,
des dispositions de la loi comprises dans les articles 14
et suivants : elles sont dans les attributions de l'autorité judiciaire, et M. le garde des sceaux a adressé à
MM. les procureurs généraux les instructions que pouvait exiger cette partie de la législation nouvelle.

Vous apprécierez, je n'en doute pas, monsieur le

préfet, toute l'importance de la loi du 3 mars 1844 ; je ne puis donc que vous recommander d'engager tous les fonctionnaires et agents qui ressortissent de votre administration à concourir avec zèle à la répression d'abus qui excitaient depuis longtemps de vives et justes réclamations.

Recevez, monsieur le préfet, l'assurance da ma considération distinguée.

Le ministre secrétaire d'État, au département de l'intérieur,

T. DUCHATEL.

CIRCULAIRE

DE M. LE MINISTRE DE L'INTÉRIEUR, CONCERNANT LA LOI SUR LA CHASSE ET LES PERMIS DE CHASSE.

Paris, le 22 novembre 1844.

Monsieur le préfet, je suis informé d'un grave abus en matière de chasse, qui s'est présenté dans plusieurs départements. Ceux qui ont formé la demande d'un permis de chasse, aussitôt qu'avis de la délivrance de ce permis a été donné au maire de la commune de leur domicile, croient pouvoir chasser munis de la lettre d'avis, et les fonctionnaires ou agents à qui cette lettre est représentée, s'abstiennent de verbaliser.

Déjà, antérieurement à la loi du 3 mai 1844, il avait été reconnu, par un arrêté de la cour de cassation, du 7 mars 1828, que le délit de chasse sans permis de port d'armes ne pouvait être excusé par le motif que le prévenu avait précédemment consigné les droits dus pour obtenir le permis.

Si cette jurisprudence était hors de doute dans le temps où la demande d'un permis de port d'armes devait être accompagnée de la consignation des droits, à plus forte raison doit-elle être mise en vigueur depuis

que, sous le bénéfice de nouvelles dispositions arrê-
tées par M. le ministre des finances, de concert avec
moi, la demande et même la délivrance du permis ont
lieu sans consignation préalable des droits, de telle
sorte que celui qui l'a demandé peut, même après la
délivrance, ne pas le retirer et le rendre non-avenu.

Il est urgent, monsieur le préfet, de prévenir la
propagation de l'abus dont il est question. Veuillez
donc rappeler à vos administrés que, pour se livrer régulièrement à l'exercice de la chasse, il ne suffit pas
d'avoir demandé ou même obtenu le permis de chasse,
qu'il faut en outre l'avoir accepté après délivrance,
c'est-à-dire l'avoir retiré des mains du percepteur, en
acquittant les droits fixés par la loi.

Veuillez en même temps adresser la recommanda-
tion la plus formelle à tous les fonctionnaires et agents
ayant qualité pour constater les délits de chasse, de
verbaliser contre tout chasseur, sans exception, qui,
sur leur réquisition, ne présentera pas un permis de
chasse, et ce, lors même qu'il justifierait de la demande et même de la délivrance du permis.

Recevez, etc.

ORDONNANCE DU ROI

CONCERNANT LA GRATIFICATION ACCORDÉE AUX GENDARMES ET
GARDES QUI CONSTATERONT DES INFRACTIONS A LA LOI DU 3 MAI
1844 SUR LA POLICE DE LA CHASSE.

Au Palais des Tuileries, le 3 mai 1845.

LOUIS-PHILIPPE, roi des Français, à tous présents
et à venir, salut.

Sur le rapport de notre ministre secrétaire d'Etat au
département de l'intérieur,

Vu les articles 10, 11, 12, 13, 14, 17 et 19 de la loi
du 3 mai 1844, sur la police de la chasse.

Notre conseil d'Etat entendu,

Nous avons ordonné et ordonnons ce qui suit :

ARTICLE PREMIER. La gratification accordée aux gen- darmes, gardes forestiers, gardes-champêtres, gardes- pêche, et gardes assermentés des particuliers, qui constateront des infractions à la loi du 3 mai 1844, sur la police de la chasse, est fixée ainsi qu'il suit :

Huit francs pour les délits prévus par l'article 11 ;

Quinze francs pour les délits prévus par l'article 12 et l'article 13, § 1er ;

Vingt-cinq francs pour les délits prévus par l'article 13, § 2.

ART. 2. La gratification est due pour chaque amende prononcée ; elle sera acquittée par les receveurs de l'enregistrement, suivant le mode actuel et les règles de la comptabilité ordinaire.

ART. 3. Il sera tenu un compte spécial par com- mune, du recouvrement des amendes ; ce compte sera réglé chaque année, après prélèvement des gratifica- tions et de cinq pour cent pour frais de régie, le pro- duit restant des amendes recouvrées sera compté à la commune sur le territoire de laquelle l'infraction aura été commise.

En cas d'insuffisance de l'amende pour le paiement de la gratification, il ne sera, pour cet excédant, exercé aucun recours contre la commune.

Les frais de poursuites tombés en non-valeurs seront remboursés conformément à l'article 6 de l'ordonnance du 30 décembre 1823.

ART. 4. Il ne pourra être alloué qu'une seule gratifi- cation, lors même que plusieurs agents auraient con- couru à la rédaction du procès-verbal constatant le délit.

ART. 5. La présente ordonnance est applicable aux

amendes qui auront déjà été prononcées en vertu de la loi du 3 mai 1844.

ART. 6. Nos ministres secrétaires d'État aux départements de l'intérieur, des finances et de la justice, sont chargés, chacun en ce qui le concerne, de l'exécution de la présente ordonnance.

Signé LOUIS-PHILIPPE.

Par le roi :

Le Ministre secrétaire d'État au département de l'intérieur,

Signé T. DUCHATEL.

PETITE INSTRUCTION

concernant

LES GARDES PARTICULIERS.

—

Modèle de commission donnée à un garde particulier.

« Je soussigné (indiquer les noms, prénoms, pro-
» fession et domicile).

» Déclare par le présent nommer et commissionner
» le sieur (indiquer les noms, prénoms, profession et
» domicile du garde) à l'effet de conserver la chasse
» sur les propriétés qui m'appartiennent, situées dans
» les communes de... et de dresser tous procès-ver-
» baux. »

Dans le cas de baux de chasse, il faut dire :

« A l'effet de conserver la chasse sur les propriétés
» situées dans les communes de… appartenant à (indi-
» quer les noms et demeures des propriétaires), sur
» lesquelles propriétés le droit de chasse m'a été cédé
» aux termes d'actes en date des… enregistrés. »

Le garde doit produire un certificat de moralité délivré par le maire de son domicile.

La commission doit être approuvée par le sous-préfet
et ensuite enregistrée par le receveur des domaines.

Le garde prête, devant le juge de paix de son canton, le serment de remplir fidèlement ses fonctions.

Il doit, dans l'exercice de ses fonctions, être porteur de sa plaque et de sa commission.

Il ne faut pas saisir l'arme du délinquant, l'article 25
de la nouvelle loi dispose en ces termes : Les délinquants ne pourront être saisis ni désarmés ; néanmoins
s'ils sont déguisés ou masqués, s'ils refusent de faire
connaître leurs noms, ou s'ils n'ont pas de domicile
connu, ils seront conduits immédiatement devant le
maire ou le juge de paix, lequel s'assurera de leur individualité.

Si le délinquant continue à chasser, le garde doit
faire mention de cette circonstance dans son procès-
verbal.

Dans le cas où le délinquant continuerait à chasser,
mais sur deux propriétés *distinctes*, données à bail, il
devrait rédiger un deuxième procès-verbal. Si le délinquant persistait à chasser pendant toute la journée, le
garde devrait constater ce fait.

Modèle du procès-verbal constatant un délit de chasse.

« Je soussigné (indiquer les noms, prénoms et do-
» micile), garde particulier de chasse des propriétés

» appartenant à M. *** (indiquer le nom du proprié-
» taire), sur lesquelles le droit de chasse a été cédé à
» M. *** (indiquer le nom du cessionnaire du droit de
» chasse), aux termes d'un bail en forme. Assermenté
» devant M. le juge de paix du canton de... le... 18...
» porteur de ma plaque et de ma commission ;

» Certifie que ce jour (indiquer les jour, mois, année
» et heure).

» J'ai aperçu un chasseur sur une pièce de terre si-
» tuée en la commune de... faisant partie d'une ferme
» exploitée par... (indiquer le nom du fermier), appar-
» tenant à M*** (indiquer le nom du propriétaire), m'é-
» tant dirigé du côté de ce chasseur, je l'ai rejoint et
» l'ai reconnu pour le sieur... (indiquer les noms,
» profession et demeure), lequel était en action de
» chasse, porteur d'un fusil (désigner l'arme), suivi
» d'un chien (indiquer le nombre de chiens et leur
» robe). »

Si le délinquant a tiré ou tué une pièce, il est convenable d'en faire mention ; dans le cas contraire, il
faut indiquer si le fusil est armé.

« J'ai demandé au déliquant s'il avait une permis-
» sion de chasser sur la pièce de terre ci-dessus dési-
» gnée, laquelle est ensemencée en... (indiquer la
» nature de l'ensemencement) et bornée d'un côté au
» nord (indiquer les quatre tenants et aboutissants).

» Le délinquant n'ayant pu me justifier d'une per-
» mission, je lui ai déclaré procès-verbal, qui sera
» rédigé et affirmé dans le délai voulu par la loi.

» En foi de quoi, j'ai dressé et clos le présent, à mon
» domicile, le... »

Le garde ayant vingt-quatre heures, à partir du délit,
pour rédiger et affirmer le procès-verbal, il doit, pendant ce temps, faire toutes les recherches pour arriver à

connaître le nom du délinquant qui aurait pris la fuite. Dans ce cas, il constate les faits particuliers dans le procès-verbal, et les témoins qui ont eu connaissance de ces faits doivent être assignés devant le tribunal, pour faire la déclaration des circonstances à leur connaissance.

Le procès-verbal doit être écrit en entier par le garde, à défaut par le maire ou l'adjoint, ou par le juge de paix du canton.

Quoique la nouvelle loi sur la chasse soit muette à cet égard, il paraît convenable de se reporter à ce qui se faisait précédemment, à savoir que si le procès-verbal n'avait pas été *écrit* par le garde, il était nul, et le délit ne pouvait plus être établi que par témoins, c'est-à-dire l'enquête et même par la déclaration orale du garde, qui pouvait aussi être entendu comme témoin.

Le procès-verbal doit être affirmé dans les vingt-quatre heures du délit (c'est-à-dire que si le délit est commis le dimanche à midi, l'affirmation doit être passée le lundi au plus tard à midi) devant le juge de paix ou l'un de ses suppléants, ou devant le maire ou l'adjoint, soit de la commune de la résidence du garde, soit de celle où le délit aura été commis.

Il est ensuite présenté à l'enregistrement, bureau des domaines, aussitôt après l'affirmation ou au plus tard le lendemain.

L'action doit être introduite devant le tribunal dans les trois mois du délit, à peine de prescription.

Dans la crainte de voir annuler le procès-verbal pour vice de forme, il est toujours sage de faire assigner le garde comme témoin, et même les autres personnes qui ont pu avoir connaissance du délit.

LOI SUR L'IMPOT.

—

J'avais annoncé la nouvelle loi sur l'impôt des chiens ; comme il m'a été impossible de me la procurer jusqu'à ce jour, je la donnerai dans le second volume.

ERRATA.

—

Page 40, 3me paragraphe, lisez : *instinct* au lieu *d'instine*.

Page 55, 3me paragraphe, lisez : *les appâts* au lieu de *les appas*.

Page 65, 3me paragraphe, lisez : *au nez* au lieu de *aux nez*.

Page 66, avant-dernière ligne, lisez : *semaine* au lieu de *semaines*.

Page 67, 14me ligne, lisez : *vieille* au lieu de *vielle*.

Page 69, 4me paragraphe, lisez : *saccageaient* au lieu de *saccagaient*.

Page 81, 5me avant-dernière ligne, lisez : *complète* au lieu de *complette*.

Page 82, 24me ligne, lisez : *qu'on leur jette* et non *qu'on lui jette*.

Page 120, 11me ligne, lisez : *expériences* au lieu de *expérience*.

Page 121, 17me ligne, lisez : *ainsi que nous l'avons* et non *ainsi que l'avons*.

TABLE DES MATIÈRES

DU PREMIER VOLUME.